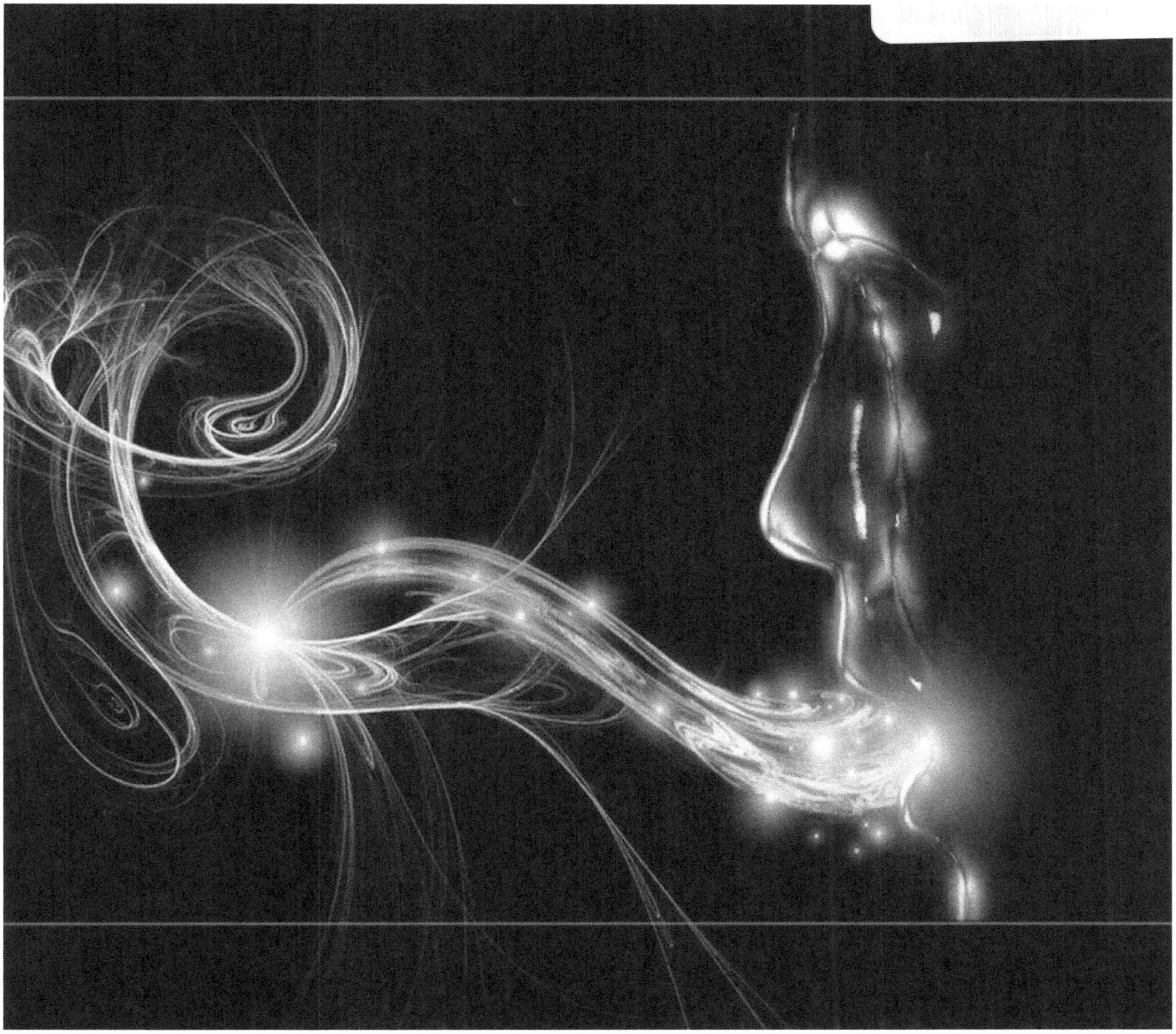

Ciencia de la Respiración
Un manual completo de
LA FILOSOFIA ORIENTAL RESPIRACIÓN
DE
El desarrollo físico, mental, psíquico y espiritual

Ciencia de la Respiración
Un manual completo de
LA FILOSOFIA ORIENTAL RESPIRACIÓN
DE
El desarrollo físico, mental, psíquico y espiritual

Por Yogi Ramacharaka
YOGI SOCIEDAD PUBLICA
CHICAGO, EU A.
[1904] Reimpresión 2011

ÍNDICE

Capítulo I

SALAAM

El estudiante occidental tiende a ser algo confuso en sus ideas con respecto a los yoguis y su filosofía y la práctica. Los viajeros a la India han escrito grandes cuentos sobre las hordas de fakires, mendigos y saltimbanquis que infestan las calles de la India y las calles de sus ciudades, y que descaradamente reclamar el título de "Yogi". El estudiante occidental es apenas la culpa por pensar en el típico Yogui como demacrado, fanática, sucios, ignorantes hindú que, o bien se sienta en una postura fija hasta que su cuerpo se convierte en osificado, o bien mantiene el brazo en el aire hasta que se endurece y se secará y para siempre permanece en esa posición, o tal vez aprieta el puño y lo mantiene apretado hasta que las uñas crecen a través de las palmas de sus manos. Que estas personas existen es cierto, pero su pretensión al título de "Yogi" parece tan absurdo el verdadero Yogui como lo hace el reclamo al título de "doctor" por parte del hombre que compara una de callos parece que el eminente cirujano, o al igual que el título de "Profesor", como se supone por el vendedor esquina de la calle de la medicina gusano, parece que el Presidente de la Universidad de Harvard o Yale.

No ha sido por siglos en la India y otros países orientales los hombres que dedicaron su tiempo y atención a la evolución del hombre, física, mental y espiritualmente. La experiencia de generaciones de buscadores serios se ha transmitido durante siglos de maestro a alumno, y poco a poco una determinada ciencia Yogi fue creado. Para estas investigaciones y enseñanzas se aplicó finalmente, el término "Yogui", de la palabra sánscrita "Yug", que significa "unir" De la misma fuente proviene de la palabra Inglés "yugo", con un significado similar. Su uso en relación con estas enseñanzas es difícil de rastrear, las distintas autoridades, dando explicaciones diferentes, pero probablemente la más ingeniosa es la que sostiene que pretende ser el equivalente hindú a la idea que transmite la frase Inglés, "entrar en el arnés, "o" llevando el yugo ", como el yogui, sin duda," se mete en el arnés "en su trabajo de controlar el cuerpo y la mente por la voluntad.

Yoga se divide en varias ramas, que van desde lo que enseña el control del cuerpo, a lo que enseña el logro del desarrollo espiritual más elevado. En el trabajo que no voy a entrar en las fases más alto de la materia, salvo que la "ciencia de la respiración" toca a la misma. La "Ciencia de la Respiración Yoga toca en muchos puntos, y aunque principalmente interesados en el desarrollo y control de la física, también tiene su lado psíquico, e incluso entra en el campo del desarrollo espiritual.

En la India hay grandes escuelas de Yoga, que incluye muchas de las principales mentes de ese gran país. La filosofía del yoga es la regla de vida para muchas personas. La pura enseñanzas Yogi, sin embargo, se dan sólo a unos pocos, las masas están satisfechos con las migajas que caen de las mesas de las clases educadas, la costumbre oriental en este sentido que se opone a la del mundo occidental. Pero las ideas occidentales están comenzando a tener su efecto incluso en el Oriente, y las enseñanzas que se les dio una sola vez a los pocos ahora ofrece libremente a cualquiera que esté listo para recibirlos. Oriente y Occidente son cada vez más juntos, y ambos aprovechando la estrecha relación, que se influyen recíprocamente.

Los yoguis hindúes siempre han prestado gran atención a la ciencia de la respiración, por razones que serán evidentes para el estudiante que lea este libro. Muchos escritores occidentales se han referido a esta fase de las enseñanzas de Yogui, pero creemos que ha sido reservado para el escritor de esta obra para dar al estudiante occidental, en forma concisa y un lenguaje sencillo, los principios básicos de la ciencia yogui de la respiración, junto con muchos de los ejercicios de respiración y los métodos favoritos de Yogui. Nos han dado la idea occidental, así como la oriental, que muestra cómo se encaja en el otro. Hemos utilizado los términos Inglés ordinario, casi en su totalidad, evitando los términos sánscritos, tan confuso para el lector occidental medio. La primera parte del libro está dedicado a la fase física de la ciencia de la respiración, luego los lados psíquica y mental en cuenta son, y, finalmente, el lado espiritual es tocado.

Nosotros podemos ser perdonados si expresamos a nosotros mismos como complacidos con nuestro éxito en la condensación de la tradición Yogui tanto en tan pocas páginas, y por el uso de palabras y términos que puedan ser entendidos por cualquier persona. Nuestro único temor es que es muy simplicidad puede causar a algunos a pasar por lo indigno de la atención, al pasar en su camino en busca de algo "de profundidad", misteriosa y no comprensible. Sin embargo, la mente occidental es eminentemente práctico, y sabemos que es sólo una cuestión de poco tiempo antes de que se reconoce la viabilidad de este trabajo. Saludamos a nuestros estudiantes, con nuestros salam más profunda, y la oferta de ellos se sentarán para su primera lección en la ciencia yogui de la respiración.

Capítulo II
"Aliento es Vida"

La vida es absolutamente dependiente en el acto de la respiración. "La respiración es la vida. difieren, ya que pueden en los detalles de la teoría y la terminología, la Oriental y Occidental están de acuerdo en estos principios fundamentales. Respirar es vivir, y sin aliento no hay vida. No sólo son los animales superiores dependen de la respiración para la vida y la salud, sino también las formas inferiores de vida animal debe respirar para vivir, y la vida vegetal es igualmente dependiente en el aire para que siga existiendo. El niño se basa en una respiración larga y profunda, lo retiene por un momento para extraer de ella su vida de entrega de propiedades, y luego exhala en un largo gemido, y he aquí que su vida sobre la tierra ha comenzado. El anciano da un débil suspiro, cesa de respirar y la vida ha terminado. Desde el primer aliento débil del bebé hasta el último suspiro del moribundo, es una larga historia de la respiración continua. La vida no es más que una serie de respiraciones.

La respiración puede ser considerado como el más importante de todas las funciones del cuerpo, ya que, de hecho, todas las demás funciones que dependen de ella. El hombre puede existir algún tiempo sin comer, menos tiempo sin beber, pero sin respirar su existencia puede ser medido por unos minutos.
Y no sólo es el hombre depende de la respiración de la vida, sino que depende en gran medida los hábitos correctos de respiración para la continua vitalidad y la ausencia de enfermedad. Un control inteligente de nuestro poder respirar alargará nuestros días sobre la tierra dándonos mayor vitalidad y capacidad de resistencia, y, por otra parte, la respiración no inteligente y descuidada tiende a acortar nuestros días, disminuyendo nuestra vitalidad y por el que se nos abren a enfermedad.

El hombre en su estado normal no tenía ninguna necesidad de instrucción en la respiración. Al igual que el animal inferior y el niño, que respiraba de forma natural y adecuada, como la naturaleza pensó que él haga, pero la civilización lo ha cambiado en este y otros aspectos. Se ha contratado a métodos inadecuados y las actitudes de caminar, pararse y sentarse, que le han robado su derecho de nacimiento de la respiración natural y correcta. Se ha pagado un alto precio por la civilización. El salvaje, hoy en día, respira naturalmente, a menos que haya sido contaminada por los hábitos del hombre civilizado.

El porcentaje de hombres civilizados que respiran correctamente es muy pequeña, y el resultado se muestra en el pecho contraído y los hombros caídos, y el terrible incremento de las enfermedades de las vías respiratorias, incluido el monstruo temible, Consumo, "la plaga blanca". Eminentes autoridades han declarado que una generación de respiradores correcta sería regenerar la raza, y la enfermedad sería tan raro como para ser considerada como una curiosidad. Si se mira desde el punto de vista de la Oriental o Occidental, la conexión entre la respiración correcta y la salud es fácilmente visto y explicado.

Las enseñanzas occidentales muestran que la salud física depende en gran materialmente de la respiración correcta. Los maestros orientales no sólo admitir que sus hermanos occidentales tienen razón, pero dicen que, además de los beneficios físicos derivados de hábitos correctos de respiración, el poder mental del hombre, la felicidad, el autocontrol, la clarividencia, la moral, e incluso su crecimiento espiritual puede aumentar la comprensión de la "ciencia de la respiración." Escuelas enteras de Filosofía Oriental han sido fundadas sobre esta ciencia, y este conocimiento cuando agarró por las razas occidentales, y por ellos sometidos a un uso práctico que es su punto fuerte, hará maravillas entre ellos. La teoría del Este, casado con la práctica de Occidente, se producen descendencia digna.

Este trabajo se ocupará de la Yogui "ciencia de la respiración", que incluye no sólo todo lo que se sabe que el fisiólogo e higienista occidental, pero el lado oculto de la materia también. No sólo indica el camino a la salud física a lo largo de las líneas de lo que los científicos occidentales han llamado "respiración profunda", etc, pero también entra en las fases menos conocidas de la materia, y muestra cómo el yogui hindú controla su cuerpo, aumentando su capacidad mental, y desarrolla el lado espiritual de su naturaleza por la "ciencia de la respiración."

La práctica de ejercicios por Yogui que alcanza el control de su cuerpo, y está habilitado para enviar a cualquier órgano o parte de un mayor flujo de fuerza vital o "prana", por lo tanto el fortalecimiento y la dinamización de la parte u órgano. Él sabe todo lo que su hermano científico occidental conoce sobre el efecto fisiológico de la respiración correcta, pero también sabe que el aire contiene más oxígeno y el hidrógeno y el nitrógeno, y que algo más se logra que la oxigenación de la sangre simple. Él sabe algo acerca de "prana", del cual su hermano occidental es ignorante, y es plenamente consciente de la naturaleza y la forma de manejo de ese gran principio de la energía, y está totalmente informado en cuanto a su efecto sobre el cuerpo y la mente humana. Él sabe que por la respiración rítmica se puede por sí mismo la vibración en armonía con la naturaleza, y la ayuda en el envolvimiento de sus poderes latentes. Él sabe que por la respiración controlada no sólo puede curar la enfermedad en sí mismo y los demás, pero también prácticamente acabar con el miedo y la preocupación y los sentimientos más bajos.

Para enseñar estas cosas es el objeto de este trabajo. Vamos a dar para explicar algunos capítulos "concisa e instrucciones, que podría extenderse en volúmenes. Esperamos que para despertar las mentes del mundo occidental con el valor del Yogui "ciencia de la respiración." La vida es absolutamente dependiente en el acto de la respiración. "La respiración es vida."

Difieren en cuanto pueden a los detalles de la teoría y la terminología, la Oriental y Occidental están de acuerdo en estos principios fundamentales. Respirar es vivir, y sin aliento no hay vida. No sólo son los animales superiores dependen de aliento para la vida y la salud, sino también las formas inferiores de vida animal debe respirar para vivir, y la vida vegetal es igualmente dependiente en el aire para que siga existiendo. El bebé se basa en una respiración larga y profunda, lo retiene por un momento para extraer de ella su vida de entrega de propiedades, y luego exhala en un largo gemido, y he aquí! Su vida sobre la tierra ha comenzado. El anciano da un débil suspiro, cesa de respirar y la vida ha terminado. Desde el primer aliento débil del bebé hasta el último suspiro del moribundo, es una larga historia de la respiración continua. La vida no es más que una serie de respiraciones.

La respiración puede ser considerado como el más importante de todas las funciones del cuerpo, ya que, de hecho, todas las demás funciones que dependen de ella. El hombre puede existir algún tiempo sin comer, menos tiempo sin beber, pero sin respirar su existencia puede ser medido por unos minutos. Y no sólo es el hombre depende de la respiración de la vida, sino que depende en gran medida los hábitos correctos de respiración para la continua vitalidad y la ausencia de enfermedad. Un control inteligente de nuestro poder respirar alargará nuestros días sobre la tierra dándonos mayor vitalidad y capacidad de resistencia, y, por otra parte, la respiración no inteligente y descuidada tiende a acortar nuestros días, disminuyendo nuestra vitalidad y por el que se nos abren a enfermedad.

El hombre en su estado normal no tenía ninguna necesidad de instrucción en la respiración. Al igual que el animal inferior y el niño, que respiraba de forma natural y adecuada, como la naturaleza pensó que él haga, pero la civilización lo ha cambiado en este y otros aspectos. Se ha contratado a métodos inadecuados y las actitudes de caminar, pararse y sentarse, que le han robado su derecho de nacimiento de la respiración natural y correcta. Se ha pagado un alto precio por la civilización. El salvaje, hoy en día, respira naturalmente, a menos que haya sido contaminada por los hábitos del hombre civilizado. El porcentaje de hombres civilizados que respiran correctamente es muy pequeña, y el resultado se muestra en el pecho contraído y los hombros caídos, y el terrible incremento de las enfermedades de las vías respiratorias, incluido el monstruo temible, Consumo, "la plaga blanca". Eminentes autoridades han declarado que una generación de respiradores correcta sería regenerar la raza, y la enfermedad sería tan raro como para ser considerada como una curiosidad. Si se mira desde el punto de vista de la Oriental o Occidental, la conexión entre la respiración correcta y la salud es fácilmente visto y explicado.

Las enseñanzas occidentales muestran que la salud física depende en gran materialmente de la respiración correcta. Los maestros orientales no sólo admitir que sus hermanos occidentales tienen razón, pero dicen que, además de los beneficios físicos derivados de hábitos correctos de respiración, el poder mental del hombre, la felicidad, el autocontrol, la clarividencia, la moral, e incluso su crecimiento espiritual puede aumentar la comprensión de la "ciencia de la respiración." Escuelas enteras de Filosofía Oriental han sido fundadas sobre esta ciencia, y este conocimiento cuando agarró por las razas occidentales, y por ellos sometidos a un uso práctico que es su punto fuerte, hará maravillas entre ellos. La teoría del Este, casado con la práctica de Occidente, se producen descendencia digna. Este trabajo se ocupará de la Yogui "ciencia de la respiración", que incluye no sólo todo lo que se sabe que el fisiólogo e higienista occidental, pero el lado oculto de la materia también. No sólo indica el camino a la salud física a lo largo de las líneas de lo que los científicos occidentales han llamado "respiración profunda", etc, pero también entra en las fases menos conocidas de la materia, y muestra cómo el yogui hindú controla su cuerpo, aumentando su capacidad mental, y desarrolla el lado espiritual de su naturaleza por la "ciencia de la respiración."

Las prácticas Yogui ejercicios por el cual alcanza el control de su cuerpo, y está habilitado para enviar a cualquier órgano o parte de un mayor flujo de fuerza vital o "prana", por lo tanto el fortalecimiento y la dinamización de la parte u órgano. Él sabe todo lo que su hermano científico occidental conoce sobre el efecto fisiológico de la respiración correcta, pero también sabe que el aire contiene más oxígeno y el hidrógeno y el nitrógeno, y que algo más se logra que la oxigenación de la sangre simple. Él sabe algo acerca de "prana", del cual su hermano occidental es ignorante, y es plenamente consciente de la naturaleza y la forma de manejo de ese gran principio de la energía, y está totalmente informado en cuanto a su efecto sobre el cuerpo y la mente humana. Él sabe que por la respiración rítmica se puede por sí mismo la vibración en armonía con la naturaleza, y la ayuda en el envolvimiento de sus poderes latentes. Él sabe que por la respiración controlada no sólo puede curar la enfermedad en sí mismo y los demás, pero también prácticamente acabar con el miedo y la preocupación y los sentimientos más bajos. Para enseñar estas cosas es el objeto de este trabajo. Vamos a dar en algunos capítulos "

explicación concisa e instrucciones, que podría extenderse en volúmenes. Esperamos que para despertar las mentes del mundo occidental con el valor del Yogui "ciencia de la respiración."

Capítulo III
LA TEORÍA DE ALIENTO exotérica

En este capítulo le daremos brevemente las teorías del mundo occidental científico en relación con las funciones de los órganos respiratorios, y la parte de la economía humana desempeñado por la respiración. En los capítulos siguientes vamos a dar las teorías y hechos comprobados adicionales de la escuela oriental de pensamiento y de investigación. El Oriental acepta las teorías y los hechos de sus hermanos occidentales (que han sido conocidos por él durante siglos) y añade además mucho de lo que estos últimos no aceptan, pero que a su debido tiempo "descubrir" y que, tras el cambio de nombre, que presentará al mundo como una gran verdad. Antes de tomar la idea occidental, tal vez sea mejor dar una idea apresurada general de los órganos de la respiración.

Los órganos de la respiración consiste en los pulmones y las vías respiratorias que conducen a ellos. Los pulmones son dos en número, y ocupan la cámara pleural del tórax, uno a cada lado de la línea media, siendo separados entre sí por el corazón, el mayor vasos sanguíneos y los conductos de aire más grande. Cada pulmón está libre en todas las direcciones, excepto en la raíz, que se compone fundamentalmente de las arterias bronquiales, y las venas de conexión de los pulmones con la tráquea y el corazón. Los pulmones son esponjosos y porosos, y sus tejidos son muy elásticos. Están cubiertas con una delicada construcción, pero saco fuerte, conocido como el saco pleural, una de las paredes de las cuales se adhiere estrechamente a los pulmones, y el otro a la pared interna del pecho, y que segrega un líquido que permite que las superficies internas de la paredes para deslizarse fácilmente entre sí en el acto de respirar.

Los conductos de aire consisten en el interior de la nariz, la faringe, la laringe, la tráquea o la tráquea y los bronquios. Cuando respiramos, nos basamos en el aire por la nariz, en la que se calienta por el contacto con la membrana mucosa, que es rico suministro de sangre, y después de haber pasado a través de la faringe y la laringe se pasa a la tráquea o la tráquea, que se subdivide en numerosos tubos llamados los tubos bronquiales (bronquios), que a su vez se subdividen en y terminar en las subdivisiones hora en todos los espacios de aire pequeños en los pulmones, de los cuales los pulmones contienen millones. Un escritor ha dicho que si las células de aire de los pulmones estaban repartidos en una superficie intacta, que cubriría un área de catorce mil metros cuadrados.

El aire es aspirado hacia los pulmones por la acción del diafragma, un grande, fuerte, músculo liso, hoja-como, se extendía por el pecho, que separa el pecho de la caja del abdomen. La acción del diafragma es casi tan automático como la del corazón, aunque puede ser transformado en un músculo semi-voluntario por un esfuerzo de la voluntad. Cuando se expande, aumenta el tamaño del pecho y los pulmones, y el aire se precipita en el vacío así creado. Cuando se relaja el contrato en el pecho y los pulmones y el aire es expulsado de los pulmones.

Ahora, antes de considerar lo que sucede con el aire en los pulmones, veamos un poco en la cuestión de la circulación de la sangre. La sangre, como ustedes saben, es impulsado por el corazón, a través de las arterias, en los capilares, llegando así a todas las partes del cuerpo, que revitaliza, nutre y fortalece. A continuación, vuelve a través de los capilares por otro camino, las venas, el corazón, de donde se extrae a los pulmones. La sangre comienza en su viaje arterial, de color rojo brillante y rico, cargado de vida que da cualidades y propiedades. Vuelve por vía venosa, pobre, azul y gris, siendo cargados con la materia de desecho del sistema. Se apaga como una corriente fresca de las montañas, sino que regresa como un chorro de agua de alcantarillado. Esta corriente de falta va a la aurícula derecha del corazón. Cuando este pabellón se llena, se contrae y las fuerzas de la corriente de la sangre a través de un apertura en el ventrículo derecho del corazón, que a su vez lo envía a los pulmones, donde se distribuye por millones de vasos sanguíneos, como la de pelo a las células de aire de los pulmones, de los cuales hemos hablado. Ahora, tomemos la historia de los pulmones en este momento.

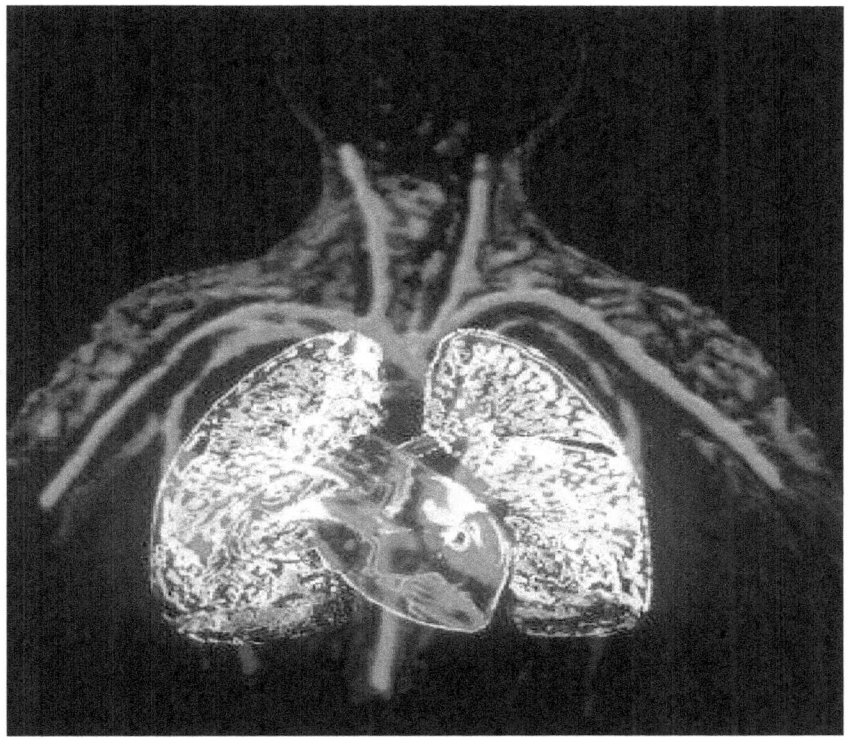

La corriente de falta de sangre se distribuye ahora entre los millones de células de aire de los pulmones. Un soplo de aire se inhala y el oxígeno del aire entra en contacto con la sangre impura a través de las delgadas paredes de los vasos sanguíneos, tales como el pelo de los pulmones, que las paredes son lo suficientemente gruesa como para mantener la sangre, pero lo suficientemente delgada como para admitir la oxígeno para penetrar. Cuando el oxígeno entra en contacto con la sangre, una forma de combustión se lleva a cabo, y la sangre lleva el oxígeno y libera gas carbónico generado por los productos de desecho y la materia venenosa que ha sido recogido por la sangre de todas las partes del sistema . La sangre purificada y oxigenada por lo tanto se lleva de regreso al corazón, una vez más ricos, rojo y brillante, y cargado con la vida de entrega de propiedades y cualidades. Al llegar a la aurícula izquierda del corazón, que es forzado en el ventrículo izquierdo, de donde es forzado a salir de nuevo a través de las arterias en su misión de vida para todas las partes del sistema. Se estima que en un solo día de veinticuatro horas, 35.000 litros de sangre atravesar los capilares de los pulmones, los corpúsculos de sangre que pasa en una sola fila y estar expuesto al oxígeno del aire a ambos de sus superficies. Cuando se tiene en cuenta los mínimos detalles del proceso aludido, que se pierde en asombro y admiración por infinito cuidado de la naturaleza y la inteligencia.

Se verá que a menos que el aire fresco en cantidad suficiente a los pulmones, la corriente de falta de sangre venosa no puede ser purificado, y por lo tanto no sólo es el cuerpo lo robado de la alimentación, pero los productos de desecho que deberían haber sido destruidos se devuelven a la la circulación y el veneno del sistema, y la muerte sobreviene. Aire impuro actos de la misma manera, sólo en un grado reducido. También se observa que si uno no respira en una cantidad suficiente de aire, el trabajo de la sangre no puede ir sobre la manera adecuada, y el resultado es que el cuerpo no está suficientemente alimentado y se produce la enfermedad, o un estado de salud imperfecta experiencia es . La sangre de alguien que respira mal, por supuesto, de un color azulado, oscuro, sin el enrojecimiento rica de la sangre arterial pura. Esto a menudo se manifiesta en una tez pobres. La respiración adecuada, y una buena circulación consiguiente, da lugar a una tez clara y brillante. Un poco de reflexión mostrará la importancia vital de la respiración correcta. Si la sangre no está completamente purificada por el proceso de regeneración de los pulmones, vuelve a las arterias en un estado anormal, lo suficientemente purificado e imperfectamente purificados de las impurezas que se tomaron en su viaje de regreso. Estas impurezas si es devuelto al sistema sin duda se manifestará en algún tipo de enfermedad, ya sea en una forma de enfermedad de la sangre o alguna enfermedad como resultado de deterioro del funcionamiento de algún órgano o tejido insuficientemente nutrido.

La sangre, cuando estén expuestos al aire en los pulmones, no sólo ha consumido sus impurezas, y las partes con sus gases nocivos del ácido carbónico, sino que también asume y absorbe una cierta cantidad de oxígeno que lleva a todas las partes del cuerpo , donde sea necesario con el fin de que la naturaleza puede llevar a cabo sus procesos adecuadamente. Cuando el oxígeno entra en contacto con la sangre, se une con la hemoglobina de la sangre y se lleva a cada célula, tejido, músculo y órgano, que vigoriza y fortalece, en sustitución de las células y tejidos gastados por nuevos materiales que la naturaleza se convierte a su uso. La sangre arterial, debidamente expuesta al aire, contiene aproximadamente el 25 por ciento de oxígeno libre.

No sólo es cada parte vitalizada por el oxígeno, pero el acto de la digestión depende materialmente de un cierto grado de oxigenación de los alimentos, y esto puede ser logrado sólo por el oxígeno en la sangre entra en contacto con los alimentos y la producción de una determinada forma de la combustión. Por tanto, es necesario que un suministro adecuado de oxígeno tomarse a través de los pulmones. Esto explica el hecho de que los pulmones débiles y mala digestión son tan a menudo se encuentran juntos. Para comprender todo el alcance de esta declaración, se debe recordar que todo el cuerpo recibe el alimento de los alimentos asimilados, y que la asimilación imperfecta siempre: un organismo imperfectamente alimentados. Incluso los pulmones mismos dependen de la misma fuente de alimentación, y si través de la respiración imperfecta la asimilación se convierte en imperfecto, y debilitado los pulmones a su vez convertido, se representan todavía menos capaz de realizar su trabajo correctamente, por lo que a su vez, el cuerpo se vuelve más debilitado. Cada partícula de comida y bebida debe ser oxigenada antes de que nos puede dar el alimento apropiado, y antes de que los productos de desecho del sistema puede ser reducido a la condición propia de ser eliminado del sistema. La falta de oxígeno suficientes medios nutrición imperfecta, eliminación imperfecta y la salud imperfecta. En verdad, "la respiración es la vida."

La combustión de derivados del cambio en los productos de desecho genera calor y equilibra la temperatura del cuerpo. Respiraderos buenos no son aptos para "tener frío ", y por lo general tienen un montón de sangre caliente bien que les permite resistir los cambios en la temperatura de otros. Además de los mencionados procesos importantes, el acto de la respiración da ejercicio a los órganos internos y los músculos, que se caracterizan por lo general pasan por alto los escritores occidentales sobre el tema, pero que los yoguis apreciar plenamente. En la respiración imperfecta o poco profundas, sólo una parte de las células del pulmón se ponen en juego, y un gran: parte de la capacidad pulmonar se pierde, el sufrimiento del sistema en proporción a la cantidad de menores de oxigenación. Los animales inferiores, en su estado nativo, respirar de forma natural, y el hombre primitivo, sin duda, hizo lo mismo. La forma anormal de vida adoptado por el hombre civilizado-la sombra que sigue a la civilización nos ha robado nuestro hábito natural de la respiración, y la carrera ha sufrido mucho con ello. Sólo la salvación física del hombre es "volver a la naturaleza."

Capítulo IV
La teoría esotérica de la Respiración

La ciencia de la respiración, al igual que muchas otras enseñanzas, tiene su fase esotérica o interior, así como su exotérico o externo. La fase fisiológica que puede llamarse el lado externo o exotérico de la materia, y la fase que ahora se considera que puede llamarse su lado esotérico o interior. Los ocultistas, en todas las edades y las tierras, siempre han enseñado, por lo general en secreto a unos pocos seguidores, que se encontraba en el aire una sustancia o principio del que procede toda actividad, vitalidad y vida. Ellos difieren en sus términos y nombres para esta fuerza, así como en los detalles de la teoría, pero el principio fundamental es que se encuentra en todas las enseñanzas ocultas y filosofías, y durante siglos ha formado parte de las enseñanzas de los yoguis orientales . A fin de evitar malentendidos derivados de las diversas teorías con respecto a este gran principio, que las teorías son por lo general adjunto a algún nombre en virtud del principio, que, en este trabajo, se habla de la el principio como "Prana", esta palabra es el término sánscrito que significa "Energía Absoluta". Muchas autoridades oculta enseña que el principio que el término hindúes "Prana" es el principio universal de energía o fuerza, y que toda la energía o fuerza deriva de este principio, o, más bien, es una forma particular de la manifestación de ese principio. Estas teorías no nos conciernen en la consideración de la materia objeto de este trabajo, y por lo tanto, nos limitaremos a la comprensión del prana como el principio de la energía exhibida en todos los seres vivos, que los distingue de una cosa sin vida. Podemos considerarlo como el principio activo de la vida, fuerza vital, por favor. Se encuentra en todas las formas de vida, desde la ameba hasta el hombre de la forma más elemental de la vida vegetal a la más alta forma de vida animal. Prana es omnipresente. Se encuentra en todas las cosas que tiene la vida, y como la filosofía oculta enseña que la vida está en todas las cosas-en cada átomo, la falta de vida aparente de algunas cosas que sólo un menor grado de manifestación, podemos entender sus enseñanzas que el prana está en todas partes, en todo.

Prana no debe confundirse con el Ego, que poco del Espíritu Divino en cada alma, en torno a la cual la materia grupos y la energía. Prana no es más que una forma de energía utilizada por el Ego en su manifestación material. Cuando el Ego abandona el cuerpo, el prana, que ya no está bajo su control, sólo responde a las órdenes de los átomos individuales, o grupos de átomos, que forman el cuerpo, y como el cuerpo se desintegra y se resuelve en sus elementos originales, cada uno átomo lleva consigo suficiente prana para que pueda formar nuevas combinaciones, el prana no utilizado de regresar a la gran almacén universal de donde había salido. Con el ego en el control, la cohesión que existe y los átomos se mantienen unidos por la voluntad del Ego. Prana es el nombre con el que designamos un principio universal, principio que constituye la esencia de todo movimiento, fuerza o energía, ya se manifiesten en la gravitación, la electricidad, la revolución de los planetas, y todas las formas de vida, desde lo más alto al más bajo . Se le puede llamar el alma de la fuerza y la energía en todas sus formas, y ese principio que, operando en una causa cierta manera esa forma de actividad que acompaña a la vida.

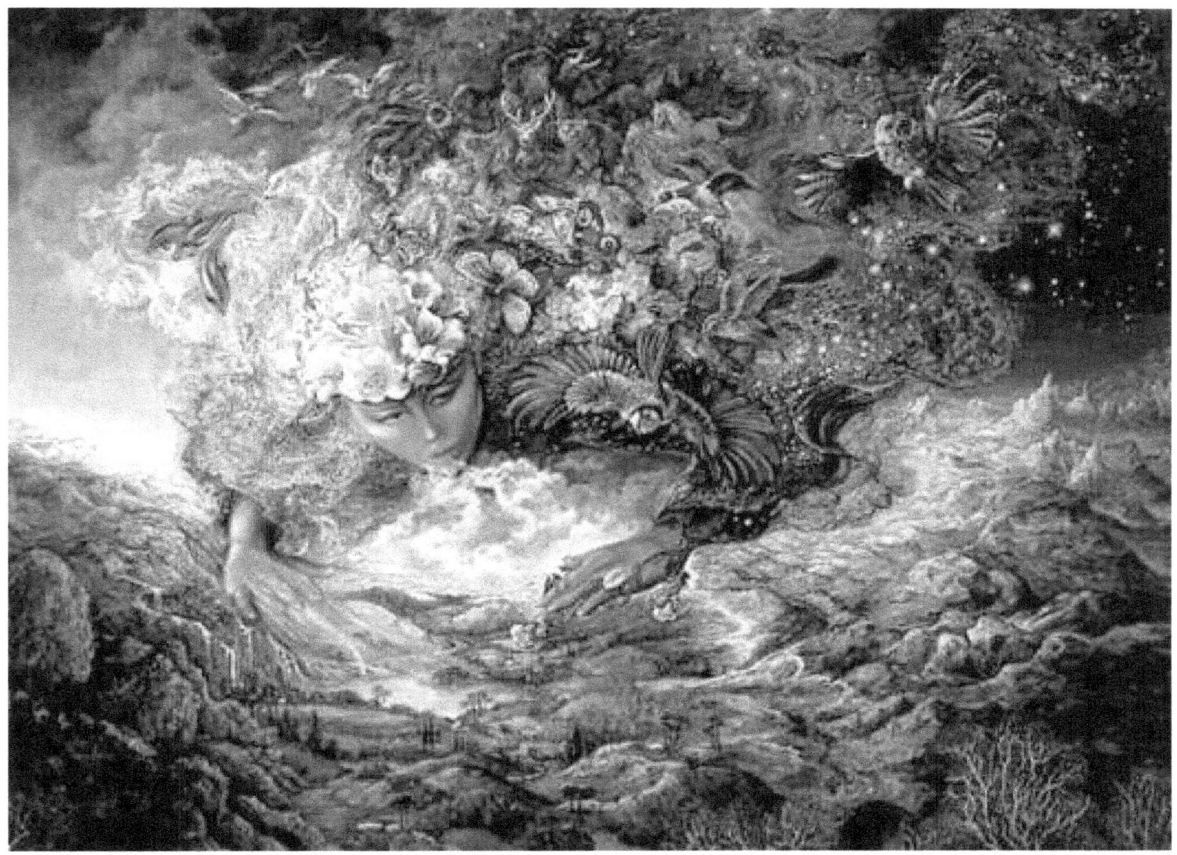

Este gran principio es en todas las formas de la materia, y sin embargo, no es materia. Está en el aire, pero no es el aire, ni uno de sus componentes químicos. La vida animal y vegetal que respira con el aire, y sin embargo, si el aire que contiene no se iba a morir a pesar de que podría estar llena de aire. Es absorbido por el sistema junto con el oxígeno, y sin embargo no es el oxígeno. El escritor hebreo del libro del Génesis sabía la diferencia entre el aire atmosférico y el principio misterioso y potente que contiene. Habla de Jaim ruaj neshemet, que, traducido, significa "el aliento del espíritu de la vida." En el neshemet hebreo significa la respiración normal de aire, y Jaim significa la vida o la vida, mientras que el ruaj palabra significa "el espíritu de la vida", que los ocultistas la demanda es el mismo principio que se habla de como Prana.

Prana está en el aire atmosférico, pero también en otros lugares, y penetra donde el aire no puede llegar. El oxígeno en el aire juega un papel importante en el sostenimiento de la vida animal, y el carbono desempeña un papel similar con la vida vegetal, pero Prana tiene su parte propia y distinta a la hora de la manifestación de la vida, aparte de las funciones fisiológicas. Estamos constantemente inhalando el aire cargado de prana, y constantemente son la extracción de este último desde el aire y la apropiación de que nuestros usos. Prana se encuentra en su estado más libre en el aire atmosférico, que cuando está fresco es bastante acusado, y la dibujamos para nosotros más fácilmente desde el aire que de cualquier otra fuente. En la respiración ordinaria absorbemos y extraer el suministro normal de prana, sino por respiración controlada y regulada (generalmente conocida como la respiración yogui) somos capaces de extraer una mayor oferta, que es guardado en los centros cerebrales y nerviosos, que se utiliza cuando es necesario. Podemos almacenar prana de distancia, al igual que las tiendas de la batería de almacenaje de distancia de la electricidad. Los poderes atribuidos a muchos ocultistas avanzados se deben en gran parte a su conocimiento de este hecho y su uso inteligente de esta energía acumulada. Los yoguis saben que por ciertas formas de respiración que establecen ciertas relaciones con el suministro de prana y podrá recurrir a la misma por lo que requieren. No sólo reforzar todas las partes de su cuerpo de esta manera, sino que el cerebro puede recibir más energía de la misma fuente, y las facultades latentes son potencias desarrolladas y psíquico alcanzado. Uno que ha dominado la ciencia de la almacenando prana, ya sea consciente o inconscientemente, a menudo se irradia vitalidad y la fuerza que se siente por aquellos que entran en contacto con él, y esa persona se puede transmitir esta fuerza a los demás, y darles mayor vitalidad y salud . Lo que se llama "curación magnética" se realiza de esta manera, aunque muchos médicos no son conscientes de la fuente de su poder.

Los científicos occidentales han sido vagamente consciente de este gran principio que se imputan al aire, pero viendo que se podía encontrar ninguna sustancia química rastro de ella, o hacer que registrarse en cualquiera de sus instrumentos, en general, han tratado la teoría oriental con desdén. No podría explicar este principio, y así lo negó. Parece, sin embargo, reconocer que el aire en ciertos lugares posee una mayor cantidad de "algo" y los enfermos son dirigidos por sus médicos a buscar lugares con la esperanza de recuperar la salud perdida. El oxígeno en el aire es apropiado por la sangre y se hace uso de el sistema circulatorio.

El prana en el aire es apropiado por el sistema nervioso y se utiliza en su trabajo. Y a medida que la sangre oxigenada se lleva a todas las partes del sistema, la creación y reposición, por lo que es el prana a todas partes del sistema nervioso, agregando fuerza y vitalidad. Si pensamos en el prana como el principio activo de lo que llamamos "vitalidad", que podrá hacerse una idea mucho más clara de lo que un importante papel que desempeña en nuestras vidas. Al igual que en el oxígeno en la sangre utilizada por las necesidades del sistema, por lo que el suministro de prana absorbido por el sistema nervioso se agota en nuestra manera de pensar, querer, actuar, etc, y en consecuencia la reposición constante es necesaria. Cada pensamiento, cada acto, todos los esfuerzos de la voluntad, cada movimiento de un músculo, consume cierta cantidad de lo que llamamos fuerza nerviosa, que es en realidad una forma de prana. Para mover un músculo el cerebro envía un impulso en los nervios y el músculo se contrae, y así el prana se gasta mucho. Cuando se recuerda que la mayor parte de prana adquirida por el hombre llega a él desde el aire inhalado, la importancia de la respiración correcta es fácilmente comprensible.

Capítulo V

El Sistema Nervioso

Se notará que las teorías occidentales científico en relación con la respiración se limitan a los efectos de la absorción de oxígeno, y su uso a través del sistema circulatorio, mientras que la teoría Yogui también tiene en cuenta la absorción de prana, y su manifestación a través de los canales del sistema nervioso. Antes de seguir adelante, puede ser así para tener una rápida mirada al sistema nervioso. El sistema nervioso del hombre se divide en dos grandes sistemas, a saber., el sistema cerebral de la espina dorsal y el sistema simpático. El sistema cerebral de la espina dorsal se compone de toda la parte del sistema nervioso contenida dentro de la cavidad craneana y el canal medular, a saber., el cerebro y la médula espinal, junto con los nervios que salen de la misma. Este sistema preside las funciones de la vida animal conocido como volición, sensación, etc El sistema simpático incluye toda la parte del sistema nervioso se localizan principalmente en las cavidades torácica, abdominal y pélvica, y que se distribuye a los órganos internos. Tiene control sobre los procesos involuntarios, tales como el crecimiento, la nutrición, etc

El sistema cerebral de la espina dorsal atiende a todo el ver, oír, saborear, oler, sentir, etc pone las cosas en movimiento, sino que es utilizada por el yo para pensar-a la conciencia manifiesta. Es el instrumento con el que se comunica el ego con el mundo exterior. Este sistema puede ser comparado a un sistema telefónico, con el cerebro como la oficina central, y la columna espinal y los nervios como cables y alambres, respectivamente. El cerebro es una gran masa de tejido nervioso, y consta de tres partes, a saber, el cerebro o del cerebro, que ocupa la parte superior, frontal, media y posterior del cráneo;. cerebelo, o "pequeño cerebro", que llena la parte inferior y posterior del cráneo, y el bulbo raquídeo, que es el inicio más amplio de la médula espinal, la mentira antes y por delante del cerebelo.

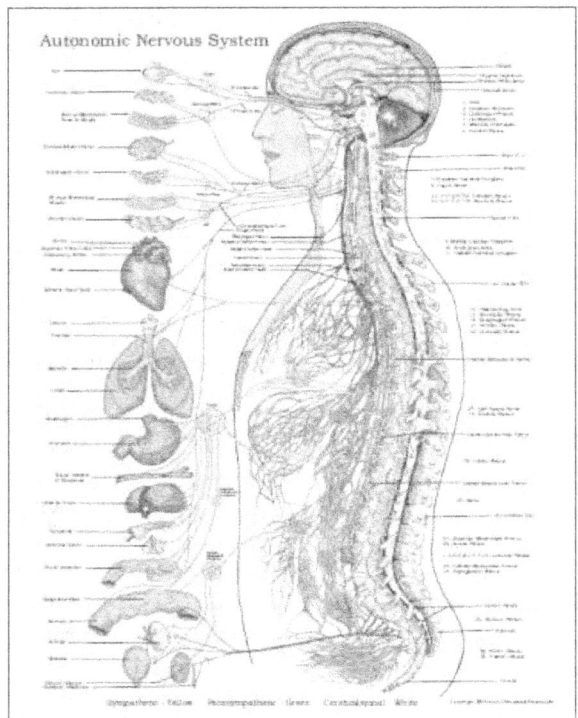
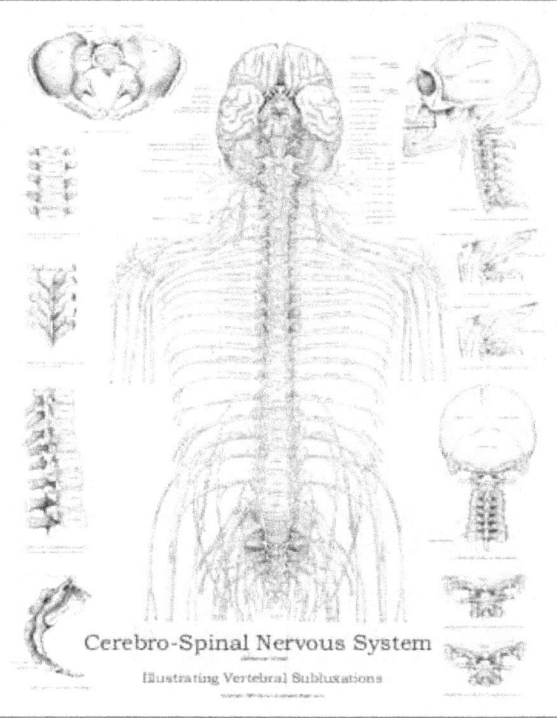

El Sistema Nervioso Simpático consiste en una doble cadena de ganglios en el lado de la columna espinal y los ganglios dispersos en la cabeza, el cuello, el pecho y el abdomen. (Un ganglio es una masa de materia nerviosa incluidas las células nerviosas.) Estos ganglios están conectados entre sí por filamentos, y también están conectados con el sistema cerebral espinal por los nervios motores y sensoriales. A partir de estas fibras de los ganglios de numerosas ramas a los órganos del cuerpo, los vasos sanguíneos, etc En algunos momentos, los nervios se reúnen y forman lo que se conoce como plexos. El sistema simpático prácticamente controla los procesos involuntarios, tales como la circulación, la respiración y la digestión.

El poder de la fuerza transmitida desde el cerebro a todas las partes del cuerpo por medio de los nervios, es conocido por la ciencia occidental como "fuerza nerviosa", aunque el Yogui sabe que es una manifestación de Prana. En carácter y la rapidez que se asemeja a la corriente eléctrica. Se verá que, sin esta "fuerza nerviosa" el corazón no puede latir, la sangre no puede circular, los pulmones no puede respirar; los distintos órganos no pueden funcionar, de hecho la maquinaria del cuerpo se detenga sin ella. Más todavía, aunque el cerebro no puede pensar sin el Prana estar presente. Cuando se consideran estos hechos, la importancia de la absorción de prana debe ser evidente para todos, y la ciencia de la respiración asume una importancia aún mayor que el que el concedido por la ciencia occidental.

Las enseñanzas de Yogui ir más lejos que la ciencia occidental, en una característica importante del sistema nervioso. Nos referimos a lo que los términos de la ciencia occidental "plexo solar", y que se considera simplemente como parte de una serie de determinadas redes enmarañadas de los nervios simpáticos con sus ganglios que se encuentran en diversas partes del cuerpo. La ciencia yogi enseña que este plexo solar es en realidad una parte más importante del sistema nervioso, y que es una forma de cerebro, juega en una de las partes principales en la economía humana. La ciencia occidental parece estar moviéndose gradualmente hacia el reconocimiento de este hecho que ha sido conocido por los yoguis de Oriente durante siglos, y algunos escritores occidentales recientes han llamado el plexo solar del "cerebro abdominal". El plexo solar está situado en la región epigastria, acaba de regresar de la "boca del estómago" a ambos lados de la columna vertebral. Se compone de la materia blanca del cerebro y gris, similar a la composición de los otros cerebros del hombre. Tiene control de los principales órganos internos del hombre, y desempeña un papel mucho más importante que es generalmente reconocido. No voy a entrar en la teoría Yogui sobre el plexo solar, más allá de decir que lo conocemos como el gran almacén central de prana. Los hombres han sido conocidos por ser instantáneamente muerto por un fuerte golpe en el plexo solar, y los combatientes premio reconocer su vulnerabilidad y la frecuencia temporal de paralizar a sus oponentes por un golpe en la región.

El nombre de "Solar" está bien empleada en este "cerebro ", ya que irradia fuerza y energía a todas las partes del cuerpo, incluso el cerebro superior, dependiendo en gran medida como un almacén de Prana. Tarde o temprano la ciencia occidental reconozca plenamente la función real del plexo solar, y se otorgará a un lugar mucho más importante de lo que ahora ocupa en sus libros de texto y de las enseñanzas.

Capítulo VI
-RESPIRACIÓN NASAL
Vs.
Respirar por la boca

Una de las primeras lecciones en la ciencia yogui de la respiración es aprender a respirar por la nariz, y para superar la práctica común de la respiración bucal. El mecanismo de la respiración del hombre es construido de manera que se puede respirar a través de la boca o los tubos nasales, pero es una cuestión de vital importancia para lo que el método que se indica, como uno trae salud y la fuerza y la otra enfermedad y deben weakness.It no será necesario indicar al alumno que la adecuada método de la respiración es tomar el aire por la nariz, pero ¡ay! La ignorancia de la gente civilizada con respecto a este asunto sencillo es asombrosa. Nos encontramos con la gente en todos los ámbitos de la vida habitual de la respiración por la boca, y permitiendo a sus hijos a seguir su ejemplo horrible y repugnante.

Muchas de las enfermedades a las que está sujeto el hombre civilizado, sin duda, son causadas por este hábito común de la respiración bucal. Permite que los niños respiran de esta manera crecer con vitalidad deteriorada y constituciones debilitadas, y en la masculinidad y la feminidad se descomponen y se convierten en enfermos crónicos. La madre de la raza salvaje lo hace mejor, que parece estar guiado por su intuición. Ella parece reconocer instintivamente que las fosas nasales son los canales adecuados para el transporte de aire a los pulmones, y los trenes a su hijo a cerrar sus pequeños labios y respirar a través de la nariz. Ella consejos de su cabeza hacia delante cuando está dormido, que cierra la actitud de los labios y hace imprescindible fosa de respiración. Si nuestras madres civilizadas debían adoptar el mismo plan, que sería el trabajo de un gran bien para la carrera. Muchas enfermedades contagiosas se contraen por el hábito desagradable de la respiración bucal, y muchos casos de afecciones catarrales frío y también atribuibles a la misma causa. Muchas personas, que, por el bien de las apariencias, mantener su boca cerrada durante el día, persisten en la boca de respiración durante la noche y con frecuencia la enfermedad de contrato de esta manera. Con cuidado, llevado a cabo experimentos científicos han demostrado que los soldados y marineros que duermen con la boca abierta son mucho más propensos a contraer enfermedades contagiosas que los que respirar adecuadamente por la nariz.

Un ejemplo está relacionado en el que la viruela se convirtió en epidemia en un hombre de guerra en el extranjero, y cada muerte que resultó fue el de algún marinero o infante de marina que era una boca respiro, no una ventana de la nariz de un solo respiro sucumbir. Los órganos de la respiración tiene su aparato de protección sólo filtro, o el receptor de expulsar, enfosas nasales . Cuando la respiración se toma por la boca, no hay nada de la boca a los pulmones a la tensión del aire, o para atrapar el polvo y otras materias extrañas en el aire. Desde la boca hasta los pulmones del polvo o sustancia impura tiene una pista clara, y todo el sistema respiratorio sin protección es. Y, por otra parte, la respiración incorrecta como admite el aire frío a los órganos, de tal modo hiriendo a ellos. La inflamación de las vías respiratorias a menudo resulta de la inhalación de aire frío a través de la boca. El hombre, que respira por la boca durante la noche, siempre se despierta con una sensación seca en la boca y sequedad en la garganta. Él está violando una de las leyes de la naturaleza, y está sembrando las semillas de la enfermedad. Una vez más, recuerde que la boca no ofrece protección a los órganos respiratorios, y el aire frío, el polvo y las impurezas y los gérmenes fácilmente entrar por esa puerta. Por otra parte, las fosas nasales y las vías nasales muestran evidencia de un diseño cuidadoso de la naturaleza en este sentido. Las fosas nasales son dos canales estrechos, tortuosos, que contiene numerosos pelos erizados que sirven al propósito de un filtro o tamiz para filtrar el aire de sus impurezas, etc, que son expulsados cuando la respiración se exhala. No sólo las ventanas de la nariz servir a este propósito importante, pero también cumplen una función importante en el calentamiento del aire inhalado. La larga nariz estrechas están llenas de membranas mucosas caliente, que entra en contacto con el aire inhalado se calienta de manera que no puede hacer ningún daño a los órganos delicados de la garganta o los pulmones.

Ningún animal, excepto el hombre, duerme con la boca abierta o respira por la boca, y de hecho se cree que sólo el hombre civilizado que lo pervierte funciones de la naturaleza, como el salvaje y de las razas bárbaras, casi invariablemente, respira correctamente. Es probable que este hábito no natural entre los hombres civilizados se ha adquirido a través de métodos no naturales de vida, lujos enervante y el calor excesivo. El refinado, filtrado y esfuerzo aparato de la nariz hace que el ajuste de aire para llegar a los órganos delicados de la garganta y los pulmones y el aire no está en condiciones de llegar a lo que estos órganos hasta que haya pasado por el proceso de refinación de la naturaleza. Las impurezas que se detienen y retenidos por el tamiz y la membrana mucosa de las fosas nasales se arrojan de nuevo por el aliento expulsado, en la exhalación, y en caso de que se han acumulado demasiado rápidamente o han logrado escapar a través de los tamices y han penetrado en las regiones prohibidas, la naturaleza nos protege produciendo un estornudo que expulsa violentamente el intruso.

El aire, cuando se entra en los pulmones es tan distinto del aire exterior, como es el agua destilada diferente del agua de la cisterna. La intrincada organización purificadora de las fosas nasales, deteniendo y manteniendo las partículas en el aire impuro, es tan importante como es la acción de la boca para detener la cereza piedras y huesos de pescado y evitar que puedan ser ejercidas en el estómago. El hombre debe dejar de respirar por la boca de lo que trataría de tomar alimentos por la nariz. Otra característica de la respiración bucal es que las fosas nasales, siendo por tanto relativamente sin usar, por lo tanto no se mantengan limpios y claros, y se obstruyen y suciedad, y son propensos a contraer enfermedades locales. Al igual que las carreteras abandonadas que pronto se llenan de maleza y basura las fosas nasales, sin uso se llenan de impurezas y la materia falta.

El que habitualmente respira por la nariz no es probable que se turbe con nariz obstruida o tapada, pero, en beneficio de aquellos que han sido más o menos adictos a la boca de respiración artificial, y que deseen adquirir los métodos naturales y racionales tal vez sea así para agregar algunas palabras sobre la manera de mantener la nariz limpia y libre de impurezas. Un método oriental favorito es el de tabaco un poco de agua hasta las fosas nasales lo que le permite correr por el pasillo hacia la garganta, de allí que sea expulsado por la boca. Algunos yoguis hindúes sumergir la cara en un recipiente con agua, y por una especie de succión de empate en una gran cantidad de agua, pero este último método requiere una práctica considerable, y el método mencionado en primer lugar es igualmente eficaz, y un comportamiento mucho más fácilmente.

Otro buen plan es abrir la ventana y respirar libremente, cerrando una ventana de la nariz con el dedo o el pulgar, olfateando el aire por la fosa nasal abierta. A continuación, repita el proceso en el otro orificio nasal. Repita varias veces, el cambio de ventanas de la nariz. Este método generalmente clara de las fosas nasales de obstrucciones.

En caso de que el problema ha sido causado por el catarro es bueno aplicar un poco de vaselina o hielo alcanfor o preparación similar. O oler un poco bruja avellano extracto de vez en cuando, y te darás cuenta de una notable mejora. Un poco de cuidado y atención se traducirá en la nariz limpia y cada vez queda así. Hemos dado un espacio considerable a este tema de las fosas nasales de respiración, no sólo por su gran importancia en su referencia a la salud, sino porque las fosas nasales, la respiración es un requisito previo para la práctica de los ejercicios de respiración que se dan más adelante en este libro, y . porque las fosas nasales de respiración es uno de los principios básicos de la ciencia yogui de la respiración. Instamos a los estudiantes la necesidad de adquirir este método de respirar si no tiene, y la precaución contra él despedir esta fase de la materia como algo sin importancia.

Capítulo VII
LOS CUATRO MÉTODOS DE RESPIRACIÓN
En el examen de la cuestión de la respiración, debemos comenzar por examinar los arreglos mecánicos por el que los movimientos respiratorios se ven afectados. La mecánica de manifiesto a través de la respiración (1) los movimientos elásticos de los pulmones, y (2) las actividades de los lados y el fondo de la cavidad torácica en la que los pulmones se encuentran. El tórax es la parte del tronco entre el cuello y el abdomen, la cavidad de los cuales (conocida como la cavidad torácica) está ocupada principalmente por los pulmones y el corazón. Está limitada por la columna vertebral, las costillas con sus cartílagos, y el esternón, y por debajo por el diafragma. En general se habla de él como "el pecho". Se ha comparado con un cierre completo, caja cónica, el extremo pequeño del que se da vuelta. hacia arriba, la parte posterior de la caja está formada por la columna vertebral, el frente por el esternón y los lados de las costillas. Las costillas son veinticuatro en total, doce en cada lado, y salir de cada lado de la columna

vertebral. Los siete pares superiores se conocen como "costillas verdaderas," ser sujeto al esternón directa, mientras que los cinco pares inferiores se llaman (costillas falsas) o "costillas flotantes", porque no están tan sujetos, los dos superiores de los cuales son sujetos hasta el esternón directa, cinco, mientras que el menor que no tiene cartílagos, los extremos delanteros de software libre.

Las costillas se mueven en la respiración por dos capas musculares superficiales, conocidas como los músculos intercostales. El diafragma, antes de la partición muscular aludido, separa la caja torácica de la cavidad abdominal. En el acto de la inhalación de los músculos de expandir los pulmones para que se crea un vacío y el aire se precipita en conformidad con la ley conocida de la física. Todo depende de los músculos implicados en el proceso de la respiración, que nosotros, como puede, por conveniencia, el término "los músculos respiratorios." Sin la ayuda de estos músculos, los pulmones no pueden expandirse, y sobre el uso adecuado y el control de estos músculos de la ciencia de la respiración depende en gran medida. El control adecuado de estos músculos se traducirá en la capacidad de alcanzar el máximo grado de expansión de los pulmones, y la mayor cantidad de la vida que da las propiedades del aire en el sistema.

Los yogis clasifican la respiración en cuatro métodos generales, a saber.:
(1) La respiración alta.
(2) Media de respiración.
(3) Respiración baja.
(4) La respiración yogui completa.
Vamos a dar una idea general de los tres primeros métodos, y un tratamiento más prolongado el cuarto método, sobre el cual la ciencia yogui de la respiración se basa en gran medida.

(1) RESPIRACIÓN ALTA

Esta forma de respiración es conocido en el mundo occidental como la clavícula respiración, la respiración o la clavícula. Un respirar de esta manera eleva las costillas y eleva la clavícula y los hombros, en la plaza. Inspirarse también en el abdomen y empujar su contenido contra el diafragma, que a su vez forma parte raised.The superior del pecho y los pulmones, que es la más pequeña, se utiliza, y, en consecuencia, pero una mínima cantidad de aire entra en los pulmones. Además de esto, el diafragma se plantean, no puede haber una expansión en esa dirección. Un estudio de la anatomía del pecho convencerá a cualquier estudiante que de esta manera un importe máximo de esfuerzo se utiliza para obtener una cantidad mínima de beneficios.

La respiración alta es probablemente la peor forma de respirar conocida por el hombre y requiere el mayor gasto de energía con la menor cantidad de beneficio. Se trata de una pérdida de energía, el plan de baja rentabilidad. Es muy común entre las razas occidentales, muchas mujeres ser adicto a ella, e incluso cantantes, clérigo, abogados y otros, que deberían saber mejor, usarlo ignorancia. Muchas enfermedades de los órganos vocales y los órganos de la respiración puede estar directamente relacionados con este método bárbaro de respirar, y el esfuerzo de los órganos delicados causados por este método, a menudo resulta en la voz áspera y desagradable oír por todos lados. Muchas personas que respiran de esta manera se vuelven adictos a la práctica repugnante de la "boca para respirar", descrito en un capítulo anterior.

Si el estudiante tiene alguna duda acerca de lo que se ha dicho respecto a esta forma de respirar, le permitió hacer el experimento de expulsar todo el aire de sus pulmones, a continuación, de pie, con las manos a los lados, le permitió levantar los hombros y la clavícula y inhalar. Se dará cuenta de que la cantidad de aire inhalado muy por debajo de lo normal. Luego lo dejó inhalar una respiración completa, después de caer los hombros y la clavícula, y recibirá una lección en la respiración que se tiende a recordar mucho más de lo que cualquier palabra, impresa o hablada.

(2) RESPIRACIÓN MID

Este método de respiración que se conoce a los estudiantes occidentales como la costilla de respiración, la respiración o el Inter-costal, y mientras menos objetable que la respiración alta, es muy inferior a cualquiera de respiración baja o la respiración yogui completa. A mediados de respiración el diafragma es empujado hacia arriba, y el abdomen elaborado in Las costillas se levantan un poco, y el pecho se expande parcialmente. Es muy común entre los hombres que no han efectuado ningún estudio de la asignatura. Como hay dos métodos más conocidos, que le dan aviso de paso, y que sobre todo para llamar su atención sobre sus deficiencias.

(3) RESPIRACIÓN BAJA

Esta forma de respiración es mucho mejor que cualquiera de las dos formas anteriores, y de los últimos años muchos escritores occidentales han ensalzado sus méritos, y lo han explotado bajo el nombre de "respiración abdominal", "Respiración profunda", la respiración diafragmática, etc "., etc, y mucho bien se ha logrado por la atención del público que ha dirigido a este asunto, y muchos de haber sido inducido a sustituir a los métodos inferior y perjudicial sobre aludido. Muchos de los "sistemas de respiración" han sido en torno a la respiración baja, y los estudiantes han pagado precios elevados para aprender la nueva (?) sistemas. Pero, como hemos dicho, mucho bien ha resultado, y después de todos los estudiantes que pagan altos precios para aprender renovado los sistemas antiguos, sin duda, tiene su dinero vale la pena si se les indujo a descartar los viejos métodos de alta respiración y respiración baja.

Aunque muchas autoridades occidentales escribir y hablar de este método como la forma más conocida de la respiración, los yoguis saben que es sólo una parte de un sistema que han utilizado durante siglos y que conocemos como "La respiración completa." Hay que reconocer, sin embargo, que uno debe estar familiarizado con los principios de la respiración baja antes de que pueda captar la idea de la respiración completa. Consideremos de nuevo el diafragma. ¿Qué es? Hemos visto que es el músculo partición grande, que separa el pecho y sus contenidos del abdomen y su contenido. Cuando está en reposo presenta una superficie cóncava en el abdomen. Es decir, el diafragma, visto desde el abdomen parece como el cielo, visto desde la tierra, el interior de una superficie arqueada. En consecuencia, el lado del diafragma hacia los órganos del pecho es como un saliente redondeado en la superficie como una colina. Cuando el diafragma se ponga en servicio la formación colina desciende y el diafragma presiona sobre los órganos abdominales y las fuerzas a cabo el abdomen.

En la respiración baja, los pulmones se les da más libertad de jugar que en los métodos ya mencionados, y el aire es inhalado tanto más. Este hecho ha llevado a la mayoría de los escritores occidentales de hablar y escribir de la respiración baja (que ellos llaman respiración abdominal) como el método más alto y mejor conocido por la ciencia ... Pero el Oriental Yogi ha sabido por mucho tiempo un método mejor, y algunos escritores occidentales pocos han reconocido este hecho. El problema con todos los métodos de respiración, que no sea "La respiración yogui completo" es que en ninguno de estos métodos hace que los pulmones se llenan de aire - en el mejor de sólo una parte del espacio de pulmón se llena, incluso en la respiración baja. La respiración alta llena solamente la parte superior de los pulmones. A mediados de respiración llena sólo la mitad y una parte de la partes superiores. La respiración baja llena solamente las partes bajas y medias. Es evidente que cualquier método que arrulla el espacio pulmón completo debe ser preferible a los de llenado sólo algunas partes. Cualquier método que llenará el espacio de pulmón completo debe ser de gran valor para el hombre en el camino de lo que le permite absorber la mayor cantidad de oxígeno y almacenar lejos la mayor cantidad de prana. La respiración completa es conocida por los yoguis de ser el mejor método de la respiración, conocido por la ciencia.

LA RESPIRACIÓN COMPLETA YOGI

La respiración yogui completo incluye todos los puntos buenos de la respiración alta, media y respiración La respiración baja, con las características objetables de cada eliminado. Se pone en juego todo el aparato respiratorio, cada parte de los pulmones, cada célula de aire, y cada uno de los músculos respiratorios. El organismo respiratorias todo responde a este método de la respiración, y el importe máximo del beneficio se deriva del gasto mínimo de energía. La cavidad torácica se aumenta a sus límites normales en todas direcciones y cada parte de la maquinaria realiza su labor y funciones naturales.

Una de las características más importantes de este método de respirar es el hecho de que los músculos respiratorios están totalmente puesto en juego, mientras que en las otras formas de respirar sólo una parte de estos músculos están tan acostumbrados. En la respiración completa, entre otros músculos, los que controlan las costillas se utilizan activamente, lo que aumenta el espacio en el que los pulmones pueden ampliar, y también da el apoyo adecuado a los órganos cuando sea necesario, aprovechando la naturaleza misma de la perfección del principio de apalancamiento en este proceso. Ciertos músculos tienen las costillas inferiores firmemente en posición, mientras que otros músculos curva hacia afuera.

Por otra parte, en este método, el diafragma se encuentra bajo un control perfecto y es capaz de desempeñar sus funciones adecuadamente, y en la forma que para obtener el máximo grado de servicio. En la costilla de acción, por encima aludido, las costillas inferiores están controlados por el diafragma, que los atrae ligeramente hacia abajo, mientras que otros músculos mantenerlos en su lugar y la fuerza de los músculos intercostales hacia afuera, que la acción combinada aumenta la cavidad de la mitad del pecho a su máxima. Además de esta acción muscular, las costillas superiores son también levantadas y forzadas hacia afuera por los músculos intercostales que aumentan la capacidad de la parte superior del pecho en toda su extensión.

Si usted ha estudiado las características especiales de los cuatro métodos que se indican de la respiración, a la vez que se vea que la respiración completa abarca todas las características ventajosas de los tres otros métodos, además de las ventajas recíprocas resultantes de la acción combinada del alto el pecho, la mitad del pecho, y las regiones del diafragma, y el ritmo normal así obtenido.

En nuestro próximo capítulo, que se ocupará de la respiración completa, en la práctica, y se dan instrucciones completas para la adquisición de este método superior de la respiración, con ejercicios, etc

Capítulo VIII
CÓMO ADQUIRIR
LA RESPIRACIÓN COMPLETA YOGI

La respiración yogui completa es el aliento fundamental de toda la ciencia yogui de la respiración, y el estudiante deberá conocer plenamente con él, y dominar a la perfección antes de que él puede aspirar a obtener resultados de las otras formas de aliento, y dada en este libro. Él no debe contentarse con la mitad-que aprenden, sino que debe ir a trabajar en serio hasta que se convierte en su método natural de la respiración. Esto requiere trabajo, tiempo y paciencia, pero sin estas cosas no se logra nunca. No hay camino real a la ciencia de la respiración, y el estudiante debe estar preparado para practicar y estudiar en serio si espera recibir los resultados. Los resultados obtenidos por un completo dominio de la ciencia de la respiración son grandes, y nadie que haya cumplido de buena gana volvería a los viejos métodos, y él le dirá a sus amigos que él se considera ampliamente recompensado por todo su trabajo. Nosotros decimos estas cosas ahora, que puedan comprender plenamente la necesidad y la importancia de dominar este método fundamental de la respiración yogui, en lugar de pasar por e intentar algunas de las variaciones atractiva propuesta busca más adelante en este libro.

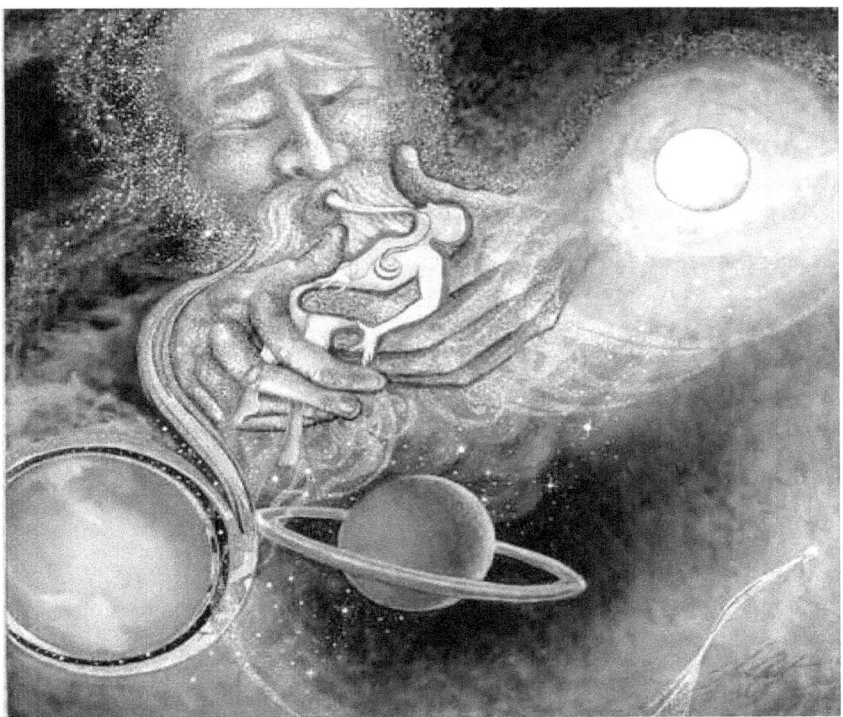

Una vez más, les decimos: el derecho de inicio, y los resultados de la derecha seguirá, pero su abandono fundaciones y el edificio entero se vuelque tarde o temprano. Tal vez la mejor manera de enseñarle a desarrollar la respiración yogui completa, sería para darle instrucciones sencillas sobre la propia respiración, y luego seguir el mismo con observaciones de carácter general que le afecten, y más tarde en dar ejercicios para el desarrollo del pecho, los músculos y los pulmones que han sido autorizados a permanecer en un estado sin acondicionar por métodos imperfectos de la respiración. Justo aquí, queremos decir que esta respiración completa no es una cosa forzada o anormal, sino por el contrario es una que se remonta a los primeros principios-el retorno a la Naturaleza. El salvaje adulto sano y el niño sano de la civilización tanto respirar de esta manera, pero el hombre civilizado ha adoptado métodos antinaturales de vida, ropa, etc, y ha perdido su derecho de nacimiento. Y queremos recordar al lector que la respiración completa no requiere necesariamente para el llenado completo de los pulmones en cada inhalación. Se puede inhalar el importe medio del aire, utilizando el método de respiración completa y la distribución del aire inhalado, la cantidad grande o pequeña, a todas las partes de los pulmones. Pero uno debe inhalar una serie completa de respiraciones completas varias veces al día, cada vez que ofrece la oportunidad, con el fin de mantener el sistema en buenas condiciones.

El simple ejercicio siguiente le dará una idea clara de lo que la respiración completa es la siguiente:

(1) Póngase de pie o sentarse erguido. Respirar por la nariz, inhalar de manera constante, el primer llenado de la parte inferior de los pulmones, que se lleva a cabo poniendo en juego el diafragma, que desciende ejerce una suave presión sobre los órganos abdominales, el desarrollo de las paredes frontales del abdomen. Luego llene la parte media de los pulmones, llevando a cabo el esternón, las costillas inferiores y el tórax. Luego llene la parte superior de los pulmones, que sobresale de la parte superior del pecho, con lo que el levantamiento del pecho, incluyendo la parte superior de seis o siete pares de costillas. En el movimiento final, la parte inferior del abdomen será ligeramente dibujado en que el movimiento le da un soporte a los pulmones y también ayuda a llenar la parte más alta de los pulmones.

En la primera lectura puede parecer que esta respiración consiste en tres movimientos distintos. Esto, sin embargo, no es la idea correcta. La inhalación es continua, la cavidad del pecho entero desde el diafragma baja al punto más alto del pecho en la región de la clavícula, siendo ampliado con un movimiento uniforme. Evite una serie desigual de inhalaciones, y esforzarse por lograr una acción continua constante. Práctica pronto superar la tendencia a dividir la inhalación en tres movimientos, y dará lugar a una respiración continua y uniforme. Usted será capaz de completar la inhalación en un par de segundos después de un poco de práctica.

(2) Mantener la respiración unos segundos.

(3) Exhalar muy lentamente, manteniendo el pecho en una posición firme, y el dibujo en el abdomen un poco y de elevación hacia arriba lentamente a medida que el aire sale de los pulmones. Donde el aire es exhalado por completo, relajarse. el pecho y el abdomen. Un poco de práctica hará que esta parte del ejercicio fácil, y el movimiento una vez adquirido se realiza

después de manera casi automática. Se verá que con este método de respiración todas las partes del aparato respiratorio se pone en acción, y todas las partes de los pulmones, incluyendo las células de aire más remotas, se ejercen. La cavidad torácica se expande en todas direcciones. También se dará cuenta de que la respiración completa es en realidad una combinación de bajo, medio y Alientos de alta, se suceden rápidamente en el orden dado, de tal manera que forme un uniforme, la respiración continua, completa.

Usted lo encontrará bastante ayuda para usted si va a la práctica este aliento ante un gran espejo, colocando las manos suavemente sobre el abdomen para que pueda sentir el movimiento. Al final de la inhalación, es bueno de vez en cuando un poco elevar los hombros, lo que plantea la clavícula y permitiendo que el aire pase libremente en el lóbulo superior más pequeña del pulmón derecho, que el lugar es a veces el lugar de cría de la tuberculosis.At comienzo de la práctica, puede tener problemas más o menos en la adquisición de la respiración completa, pero un poco de práctica hará perfecto, y cuando se tiene una vez que adquirió de buena gana que nunca volverá a los viejos métodos.

Capítulo IX
EFECTOS FISIOLÓGICOS DE LA COMPLETA
ALIENTO

Apenas mucho se puede decir de las ventajas que ofrece la práctica de la respiración completa. Sin embargo, el estudiante que ha leído cuidadosamente las páginas anteriores apenas debería tener que han señalado que le de esas ventajas. La práctica de la respiración completa hará que cualquier hombre o mujer inmune al consumo y otros problemas pulmonares, y acabará con toda la responsabilidad de contratar "los resfriados", así como debilidades bronquial y similares. El consumo se debe principalmente a la vitalidad baja atribuible a una cantidad insuficiente de aire que se inhala. El deterioro de la vitalidad hace que el sistema abierto a los ataques de gérmenes de la enfermedad. Respiración imperfecta permite que una parte considerable de los pulmones permanecer inactiva, y tales porciones ofrecen un campo atractivo para los bacilos, que invade el tejido debilitado pronto producir estragos. Buena salud tejido pulmonar se resistirá a los gérmenes, y la única manera de tener buena tejido pulmonar sano es utilizar los pulmones adecuadamente. Tuberculosos son casi todos los estrechos de pecho. ¿Qué significa esto? Basta con que estas personas eran adictos a los hábitos de respiración inadecuada, y por lo tanto sus pechos no de desarrollar y ampliar. El hombre que practica la respiración completa tendrá un pecho amplio y completo del hombre estrecho de pecho puede desarrollar el pecho a las proporciones normales, pero si va a adoptar este modo de respiración. Estas personas deben desarrollar sus cavidades del pecho si el valor de su vida. Los resfriados a menudo se pueden prevenir mediante la práctica de un poco de respiración completa fuerte cada vez que sienta que está siendo indebidamente expuestos. Cuando refrigerados, respira con fuerza unos pocos minutos, y usted se sentirá un brillo en todo el cuerpo. La mayoría de los resfríos pueden curarse por completo la respiración y el ayuno parcial por un día.

La calidad de la sangre depende en gran medida de su correcta oxigenación en los pulmones, y si es bajo-oxigenada que llega a ser pobre en calidad y cargados con todo tipo de impurezas, y el sistema adolece de falta de alimento, ya menudo se convierte en realidad envenenado por los residuos restantes no eliminadas en la sangre. Como todo el cuerpo, cada órgano y cada parte, depende de la sangre para alimentarse, la sangre impura debe tener una incidencia grave en todo el sistema. El remedio es simple-la práctica de la respiración yogui completa. El estómago y otros órganos de la nutrición sufren mucho de respiración inadecuada. No sólo están mal nutridos por razón de la falta de oxígeno, pero a medida que el alimento debe absorber el oxígeno de la sangre y se oxigena antes de que pueda ser digerido y asimilado, se ve fácilmente cómo la digestión y la asimilación se ve afectada por una mala respiración. Y cuando la asimilación no es normal, el sistema recibe alimentación cada vez menos, no el apetito, disminuye el vigor corporal y disminuye la energía, y el hombre de la cruz y el descenso. Todos los de la falta de respiración adecuada.

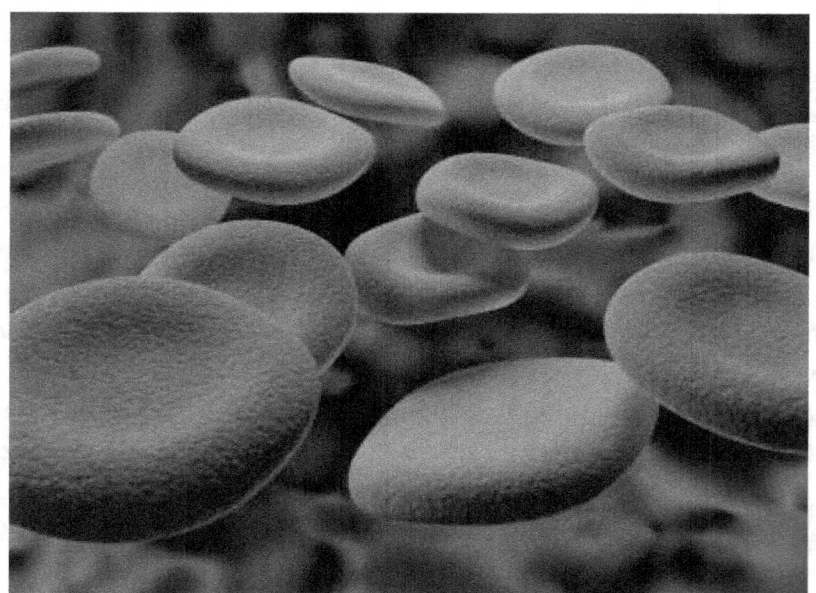

Incluso el sistema nervioso sufre de respiración inadecuada, ya que el cerebro, la médula espinal, los centros nerviosos y los nervios propios, cuando mal nutridos por medio de la sangre, se convierten en instrumentos pobres e ineficientes para generar, almacenar y transmitir las corrientes nerviosas . Y mal nutridos que se convertirá en si el oxígeno suficiente no se absorbe por los pulmones. Hay otro aspecto del caso por el que las corrientes nerviosas sí mismos, o más bien la fuerza de la cual la primavera del nervio corrientes, se redujo por falta de respiración adecuada, pero esto pertenece a otra fase de la materia que se trata de en otros capítulos de este libro, y nuestro propósito es dirigir la atención sobre el hecho de que el mecanismo del sistema nervioso es ineficiente, como un instrumento para transmitir la fuerza nerviosa, como resultado indirecto de la falta de respiración adecuada.

El efecto de los órganos reproductivos en la salud general es demasiado conocido para ser discutido en detalle aquí, pero se nos permite decir que con los órganos reproductivos en una condición debilitada de todo el sistema se siente la acción refleja y sufre con simpatía. La respiración completa produce un ritmo que es propio plan de la naturaleza para mantener esta parte importante del sistema en condiciones normales, y, desde el principio, se notará que las funciones de reproducción se fortalecen y vitalizado, por lo tanto, por acción refleja simpática, dando el tono a todo el sistema. Por esto, no queremos decir que los impulsos sexuales más bajos se despertó, ni mucho menos. Los yoguis son defensores de la continencia y la castidad, y han aprendido a controlar las pasiones animales. Pero el control sexual no significa debilidad sexual, y las enseñanzas de Yogui es que el hombre o la mujer, cuyo organismo reproductiva es normal y saludable, tiene una voluntad más fuerte con el que el control de sí mismo. El yogui cree que gran parte de la perversión de esta maravillosa parte del sistema proviene de la falta de salud normal, y los resultados de una mórbida en lugar de una condición normal de estos órganos. Un examen poco cuidadoso de esta pregunta demuestra que las enseñanzas de Yogui razón. Este no es el lugar para discutir el tema totalmente, pero sabemos los yoguis que el sexo-la energía puede ser conservados y utilizados para el desarrollo del cuerpo y la mente del individuo, en lugar de ser disipada en excesos natural como es la costumbre de la gente desinformada tantos. Por pedido especial daremos en este libro de los ejercicios preferidos Yogui para este fin. Pero si el estudiante desea aprobar las teorías Yogui de la continencia y limpiar la vida, él o ella encontrará que la respiración completa hará más para restaurar la salud de esta parte del sistema que cualquier otra cosa Alguna vez has intentado. Recuerde que, ahora, nos referimos a una salud normal, no el desarrollo indebida. El sensualista encontrará que normal significa una disminución del deseo, que un aumento, el hombre debilitado o una mujer se encuentra un tono y un alivio de la debilidad que hasta ahora le ha deprimido o ella. No queremos ser mal entendido o mal citado en este tema. Los yoguis ideal es un cuerpo fuerte en todas sus partes, bajo el control de un magistral y desarrollados, animado por altos ideales. En la práctica de la respiración completa, durante la inhalación, el diafragma contratos y ejerce una suave presión sobre el hígado, el estómago y otros órganos, que en relación con el ritmo de los actos de los pulmones como un suave masaje de estos órganos y estimula sus acciones, y alienta el funcionamiento normal.

Cada inhalación de ayudas en este ejercicio interno, y ayuda en la causa de una circulación normal de los órganos de la nutrición y la eliminación. En alta o media de respiración de los órganos perder la ventaja resultante de este masaje interno.

El mundo occidental está prestando mucha atención a la cultura física en este momento, que es una buena cosa. Pero en su entusiasmo no debe olvidar que el ejercicio de los músculos externos no es todo. Los órganos internos también necesitan hacer ejercicio, y el plan de la naturaleza de este ejercicio es la respiración adecuada. El diafragma es el principal instrumento de la naturaleza de este ejercicio interno. Su movimiento hace vibrar los órganos importantes de la nutrición y la eliminación, y servicio de masajes y amasa ellos en cada inhalación y exhalación, impulsando la sangre en ellos, y luego apretar hacia fuera, y la transmisión de un tono general de los órganos. Cualquier órgano o parte del cuerpo que no se ejerce poco a poco se atrofia y se niega a funcionar correctamente, y la falta de ejercicio interno que ofrece por la acción diafragmática conduce a los órganos enfermos. La respiración completa da el movimiento propio del diafragma, así como ejercer el pecho media y alta. De hecho, es "completo" en su actuación. Desde el punto de vista de la fisiología occidentales solos, sin hacer referencia a las filosofías orientales y la ciencia, este sistema yogui de la respiración completa es de vital importancia para todos los hombres, mujer y niño que desea adquirir y mantener la salud. Su sencillez mantiene a miles de personas seriamente considerando, al mismo tiempo que gastan fortunas en la búsqueda de la salud a través de complicados y costosos "sistemas". Salud llama a su puerta y no contestó. En verdad la piedra que los constructores rechazan es la verdadera piedra angular del Templo de la Salud.

Capítulo X
Unos pocos bits de Yogi LORE

Damos a continuación tres formas de respiración, muy popular entre los yoguis. La primera es la conocida Yogui respiración purificadora, a la que se atribuye gran parte de la resistencia pulmonar grandes que se encuentran entre los yoguis. Suelen terminar un ejercicio de respiración con esta respiración purificadora, y hemos seguido este plan en este libro. También damos el nervio Yogui vitalizante ejercicio, que se ha transmitido entre ellos por las edades, y que nunca ha sido mejorado por maestros occidentales de Cultura Física, aunque algunos de ellos han "prestado " que los profesores de Yoga. También damos el yogui Vocal aliento, lo que explica en gran medida de las voces melodiosas y vibrantes de la mejor clase de los yoguis orientales. Creemos que si este libro no contenía nada más que estos tres ejercicios, sería muy valiosa para el estudiante occidental. Tome estos ejercicios como un regalo de sus hermanos del Este y ponerlas en práctica.

La respiración de limpieza YOGI

Los yoguis tienen una forma favorita de respirar que practican cuando sienten la necesidad de ventilación y la limpieza de los pulmones. Llegan a la conclusión de muchos de sus otros ejercicios de respiración con este aliento, y nos han seguido esta práctica en este libro. Esta respiración purificadora ventila y limpia los pulmones, estimula las células y da un tono general de los órganos respiratorios, y es conducente a su condición de salud general. Además de este efecto, se encuentra en gran medida para actualizar todo el sistema. Los oradores, cantantes, etc, se encuentra este aliento en especial de descanso, después de haber cansado a los órganos respiratorios.

(1) Inhalar una respiración completa.

(2) Retener el aire unos segundos.

(3) Fruncir los labios como si de un silbato (pero no se hinchan las mejillas), luego exhale un poco de aire a través de la apertura, con considerable vigor.

Entonces deja por un momento, reteniendo el aire, y luego exhale un poco más de aire. Repita hasta que el aire es exhalado por completo. Recuerde que el vigor considerable para ser utilizado en exhalar el aire por la abertura de los labios.

Esta respiración se encuentra muy refrescante cuando uno está cansado y, en general "agotado". Un ensayo convencerá al estudiante de sus méritos. Este ejercicio debe practicarse hasta que pueda llevarse a cabo de forma natural y sencilla, ya que se utiliza para terminar una serie de otros ejercicios que figuran en este libro, y debe ser entendido a fondo.

EL NERVIO YOGI vitalizante ALIENTO

Este es un ejercicio bien conocido por los yoguis, que. Tenga en cuenta que uno de los estimulantes más fuertes nervios y invigorants conocida por el hombre. Su propósito es estimular el sistema nervioso, desarrollar la fuerza del nervio, la energía y vitalidad. Este ejercicio lleva una presión estimulante para influir en importantes centros nerviosos, que a su vez estimular y dinamizar todo el sistema nervioso, y enviar un mayor flujo de fuerza nerviosa a todas las partes del cuerpo.

(1) De pie y erguido.

(2) Inhalar una respiración completa, y retener mismo.

(3) Extienda los brazos rectos delante de ti, dejando que ser un poco flojo y relajado, con sólo la fuerza del nervio suficiente para aguantar.

(4) Poco a poco sacar las manos hacia los hombros, poco a poco la contratación de los músculos y poner en vigor, de modo que cuando llegan a los hombros los puños se apretó con tanta fuerza que un movimiento trémulo se siente.

(5) Luego, manteniendo los músculos tensos, empuje lentamente los puños, y luego llamar de nuevo con rapidez (siendo tensa) varias veces.

(6) Exhalar vigorosamente por la boca.

(7) Practicar la respiración purificadora.

La eficacia de este ejercicio depende en gran medida de la velocidad de la retracción de los puños, y la tensión de los músculos, y, por supuesto, a los pulmones llenos. Este ejercicio debe ser tratado de ser apreciado. Es sin igual como "brazales", como nuestros amigos occidentales lo puso.

LA RESPIRACIÓN VOCAL YOGI

Los yoguis tienen una forma de respiración para desarrollar la voz. Ellos son conocidos por sus voces maravillosas, que son fuertes, suaves y claros, y tienen una maravillosa trompeta, como fuerza de sustentación. Se han practicado esta forma particular de ejercicio de respiración que se ha traducido en la prestación de su voz suave, hermosa y flexible, que imparte para que la calidad indescriptible, peculiar flotante, combinado con un gran poder. El ejercicio se indican a continuación con el tiempo difundir las cualidades antes mencionadas, o la voz Yogui, al estudiante que lo practica fielmente. Debe ser entendido, por supuesto, que esta forma de respiración es para ser utilizado sólo como un ejercicio ocasional, y no como una forma regular de la respiración.

(1) Inhalar una respiración completa muy lenta, pero constantemente, a través de las fosas nasales, teniendo el mayor tiempo posible en la inhalación.

 (2) Mantener durante unos segundos.

(3) Expulsar el aire con fuerza en un gran aliento, a través de la boca abierta.

(4) Resto de los pulmones por la respiración purificadora.

Sin profundizar en las teorías de Yogui-producción de sonido en el habla y el canto, queremos decir que la experiencia les ha enseñado que el timbre, la calidad y el poder de una voz no depende solamente de los órganos vocales en la garganta, pero que la cara músculos, etc, tienen mucho que ver con el asunto. Algunos hombres con pechos grandes, pero producen un sonido pobre, mientras que otros con los pechos relativamente pequeños producen tonos de increíble fuerza y calidad. Aquí es un experimento interesante vale la pena probar: Stand antes de un vaso y fruncir la boca y un silbato, y tenga en cuenta la forma de su boca y la expresión general de tu rostro. A continuación, cantar o hablar como lo hace naturalmente, y ver la diferencia. Luego comience a silbar de nuevo por unos segundos y, a continuación, sin cambiar la posición de los labios o la cara, cantar algunas notas y observe lo que es un tono vibrante resonancia, clara y hermosa que se produce.

Capítulo XI
LOS SIETE EJERCICIOS DE DESARROLLO YOGI
Los siguientes son los siete ejercicios favorito de los yoguis para el desarrollo de los pulmones, músculos, ligamentos, las células de aire, etc son bastante simples, pero eficaces maravillosamente. No deje que la simplicidad de estos ejercicios te hacen perder el interés, porque son el resultado de los experimentos de cuidado y práctica por parte de los yoguis, y son la esencia de numerosos ejercicios intrincado y complicado, las partes no esenciales de ser eliminado y la características esenciales retenido.

(1) EL ALIENTO RETENIDO

Este es un ejercicio muy importante que tiende a fortalecer y desarrollar los músculos respiratorios, así como los pulmones, y su práctica frecuente también tienden a expandir el pecho. Los yoguis han encontrado que una explotación ocasional de la respiración, después de los pulmones se han llenado con la respiración completa, es muy beneficioso, no sólo a los órganos respiratorios, sino a los órganos de la nutrición, el sistema nervioso y la sangre misma. Ellos han encontrado que una explotación ocasional de la respiración tiende a purificar el aire que se ha mantenido en los pulmones de inhalaciones anterior, y para oxigenar mejor la sangre. También saben que el aliento para mantenerse recoge todos los desechos, y cuando la respiración es expulsado lleva consigo el asunto decadente del sistema, y limpia los pulmones como un purgante tiene los intestinos. Los yoguis recomiendan este ejercicio para varios desórdenes del estómago, el hígado y la sangre, y también que con frecuencia alivia el mal aliento, que a menudo surge de los pulmones mal ventilados. Se recomienda a los estudiantes a prestar mucha atención a este ejercicio, como lo ha hecho grandes méritos. Las instrucciones siguientes le darán una idea clara del ejercicio:

(1) De pie y erguido.
(2) Inhalar una respiración completa.
(3) mantener el aire tanto tiempo como pueda

(4) Exhalar vigorosamente por la boca abierta.

(5) Practicar la respiración purificadora.

Al principio, usted será capaz de retener la respiración muy poco tiempo, pero un poco de práctica también muestra una gran mejora. Mida el tiempo con un reloj si quiere tomar nota de su progreso.

(2) PULMÓN estimulación de las células

Este ejercicio está diseñado para estimular las células de aire en los pulmones, pero los principiantes no se debe exagerar, y en ningún caso debe ser entregado a demasiada energía. Algunos pueden encontrar un mareo leve como resultado de las pruebas primeras, en cuyo caso vamos a caminar un poco y suspender el ejercicio por un tiempo.

(1) De pie y erguido, con las manos a los lados.

(2) Inhale lentamente y poco a poco.

(3) Mientras inhala, golpear suavemente el pecho con la punta de los dedos, cambiando constantemente de posición.

(4) Cuando los pulmones están llenos, retener el aliento y la palmadita en el pecho con las palmas de las manos.

(5) Practicar la respiración purificadora.

Este ejercicio es muy vigorizante y estimulante para todo el cuerpo, y es una práctica Yogui conocido. Muchas de las células de aire de los pulmones se vuelven inactivos con motivo de la respiración incompleta, ya menudo se convierten casi atrofiado. Uno que ha practicado durante años la respiración imperfecta se encuentran no tan fácil de estimular todas estas celdas de aire mal utilizados en la actividad de una vez por la respiración completa, pero este ejercicio va a hacer mucho para lograr los resultados deseados, y es digno de estudio y la práctica.

(3) RIB ESTIRAMIENTO

Hemos explicado que las costillas se sujetan por cartílagos, que admiten una expansión considerable. En la respiración adecuada, las costillas desempeñar un papel importante, y es bueno de vez en cuando les dan un poco de ejercicio especial para conservar su elasticidad. De pie o sentados en posiciones no naturales, a la que muchos de los occidentales son adictos, es apto para hacer las costillas más o menos rígida e inflexible, y este ejercicio va a hacer mucho para superar la misma.

(1) De pie y erguido.

(2) Coloque la mano a cada lado del cuerpo, lo más alto en las axilas lo más conveniente, los

pulgares hacia llegar a la espalda, las palmas en la parte del pecho y los dedos hacia el frente sobre el pecho.

(3) Inhalar una respiración completa.

(4) Retener el aire por un corto tiempo.

(5) A continuación, apriete suavemente los lados, al mismo tiempo, exhalando lentamente.

(6) Practicar la respiración purificadora.

Utilice la moderación en este ejercicio y no se exceda.

(4) PECHO DE EXPANSIÓN

El pecho es muy apto para ser contratados de flexión sobre el propio trabajo, etc Este ejercicio es muy bueno para el propósito de restablecer las condiciones naturales y la obtención de la expansión torácica.

(1) De pie y erguido.

(2) Inhalar una respiración completa

(3) Retener el aire.

(4) Extender ambos brazos hacia adelante y llevar a los dos, los puños cerrados junto a la altura de los hombros.

(5) Luego oscilar los puños con fuerza hasta que los brazos están en línea recta hacia los lados de los hombros.

(6) A continuación, traer de vuelta a la posición 4, y gire a la posición 5. Repita varias veces.

(7) Exhalar vigorosamente por la boca abierta.

(8) Practicar la respiración purificadora.

Utilice la moderación y no abusar de este ejercicio.

(5) el ejercicio de caminar

(1) Camina con la cabeza erguida, la barbilla ligeramente dibujado, los hombros hacia atrás, y con paso mesurado.

(2) Inhalar una respiración completa, contando (mentalmente) 1, 2, 3, 4, 5, 6, 7, 8, una cuenta a cada paso, por lo que la inhalación se extienden por los ocho cargos.

(3) Exhale lentamente por las fosas nasales, contando como antes-1, 2, 3, 4, 5, 6, 7, 8, un cargo a un paso.

(4) El descanso entre las respiraciones, continuar caminando y contando, 1, 2, 3, 4, 5, 6, 7, 8, una cuenta a un paso.

(5) Repita el procedimiento hasta que comienza a sentirse cansado. Luego descansa por un rato, y continuar con el placer. Repita varias veces al día.

Algunos yoguis variar este ejercicio mediante la retención de la respiración durante un conteo de 1, 2, 3, 4, y luego exhale en un recuento de ocho pasos. La práctica lo que el plan parece más agradable para usted.

(6) Por la mañana EJERCICIO

(1) De pie y erguido en actitud militar, cabeza, frente a los ojos, los hombros hacia atrás, las rodillas rígidas, con las manos a los lados.

(2) Levantar el cuerpo poco a poco en los pies, inhalando una respiración completa, constante y poco a poco.

(3) Mantener la respiración durante unos segundos, manteniendo la misma posición.

(4) Poco a poco se hunden hasta la primera posición, al mismo tiempo que exhala lentamente el aire por la nariz.

(5) Practicar la respiración purificadora.

(6) Repita varias veces, variando utilizando sólo la pierna derecha luego la pierna izquierda solo.

(7) estimular la circulación

(1) De pie y erguido.

(2) Inhalar una respiración completa y retenerla.

(3) Doblar ligeramente hacia adelante y agarrar un palo o caña de azúcar de forma constante y firme, y poco a poco ejerciendo toda su fuerza en la mano.

(4) Relax al alcance, regresar a la primera posición, y exhale lentamente.

(5) Repita varias veces.

(6) Terminar con la respiración purificadora.

Este ejercicio se puede realizar sin el uso de un palo o un bastón, agarrando un bastón imaginario, con la voluntad de ejercer la presión. El ejercicio es uno de los favoritos plan de Yogui de estimular la circulación por la conducción de la sangre arterial de las extremidades, y que absorben la sangre venosa al corazón y los pulmones que puede tomar el oxígeno que ha sido inhalado con el aire. En los casos de mala circulación no hay suficiente sangre en los pulmones para absorber la mayor cantidad de oxígeno inhalado, y el sistema no puede obtener todos los beneficios de la mejora en la respiración. En estos casos, sobre todo, está bien para practicar el ejercicio, de vez en cuando con el ejercicio regular de respiración completa.

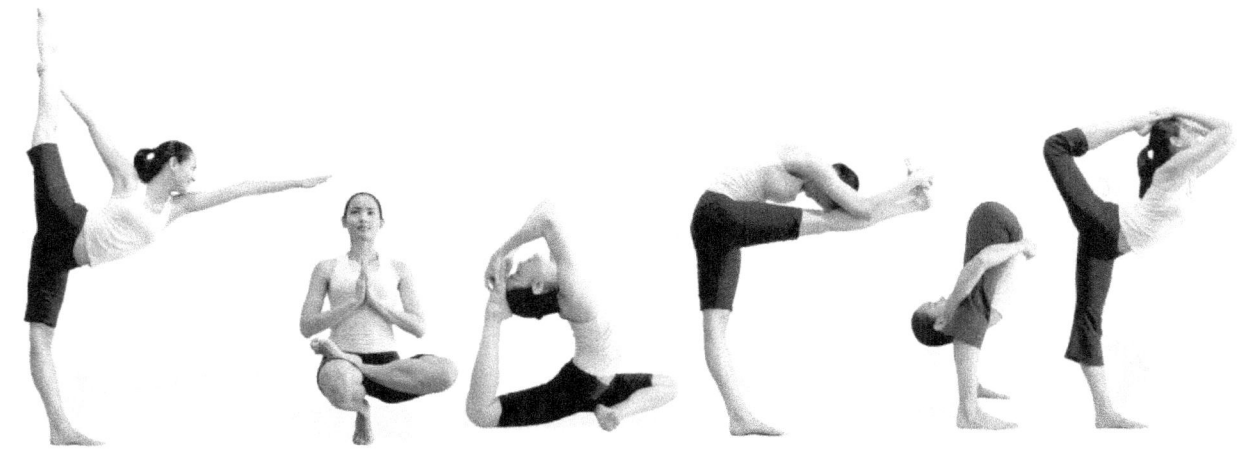

Capítulo XII
SIETE EJERCICIOS MENORES YOGI

Este capítulo está compuesto por siete pequeños ejercicios de respiración yogui, teniendo ningún nombre especial, pero cada una distinta y separada de los demás y que tiene una finalidad distinta a la vista. Cada estudiante se encuentran varios de estos ejercicios que mejor se adapte a las necesidades especiales de su caso particular. A pesar de que tienen estos ejercicios de estilo "ejercicios de menores", que son muy valiosos y útiles, o que no aparecen en este libro. Que un dar un curso condensado en "Cultura Física" y "Desarrollo de pulmón", y fácilmente podría ser "de relleno" y elaborado en un pequeño libro sobre estos temas. Tienen, por supuesto, un valor adicional, como Yogi respiración forma parte de cada ejercicio. No pase por ellos porque están marcados "menores". Algunos de uno o más de estos ejercicios puede ser justo lo que necesita. Trate de ellos y decidir por ti mismo.

EJERCICIO I

(1) De pie y erguido con las manos a los lados.

(2) Inhalar una respiración completa.

(3) Eleve los brazos lentamente, manteniéndolos rígidos hasta tocar las manos sobre la cabeza.

(4) Mantener la respiración unos minutos con las manos sobre la cabeza.

(5) Baje lentamente las manos a los lados, exhalando lentamente al mismo tiempo.

(6) Practicar la respiración purificadora.

EJERCICIO II

(1) De pie y erguido, con los brazos estirados delante de usted.

 (2) Inhalar una respiración completa y retenerla.

(3) Swing brazos hacia atrás hasta el tope, y luego de nuevo a la primera posición, a continuación, repita varias veces, reteniendo la respiración todo el tiempo.

(4) Exhalar vigorosamente por la boca.

(5) Practicar la respiración purificadora.

EJERCICIO III

(1) De pie y erguido con los brazos estirados delante de usted.

(2) Inhalar una respiración completa.

(3) Swing brazos en círculo, hacia atrás, un par de veces. Entonces invierta un par de veces, reteniendo la respiración todo el tiempo. Puede variar este rotándolos alternativamente como las aspas de un molino de viento.

(4) Exhale el aliento con fuerza por la boca.

(5) Practicar la respiración purificadora.

EJERCICIO IV

(1) Acuéstese en el suelo con las palmas hacia abajo y la cara de las manos planas en el suelo a los lados.

(2) Inhalar una respiración completa y retenerla.

(3) Endurecer el cuerpo y educarse por la fuerza de tus brazos hasta que se duerma en sus manos y dedos de los pies.

(4) A continuación, baje usted a la posición original. Repita varias veces.

(5) Exhalar vigorosamente por la boca.

(6) Practicar la respiración purificadora.

EJERCICIO V

(1) De pie y erguido con las palmas contra la pared.

(2) Inhalar una respiración completa y retenerla.

(3) Baje el pecho a la pared, apoyando su peso sobre las manos.

(4) Entonces usted subir de nuevo con los músculos del brazo solo, mantener el cuerpo rígido.

(5) Exhalar vigorosamente por la boca.

(6) Practicar la respiración purificadora.

EJERCICIO VI

(1) De pie y erguido con los brazos "en jarras", es decir, con las manos apoyadas en la cintura y los codos de pie a cabo.

(2) Inhalar una respiración completa y retenerla.

(3) Mantenga las piernas y las caderas rígidas y doblar bien hacia adelante, como si una reverencia, al mismo tiempo, exhalando lentamente.

(4) Volver a la primera posición y tomar otra respiración completa.

(5) A continuación, doblar hacia atrás, exhalando lentamente.

(6) Volver a la primera posición y tomar una respiración completa.

(7) Luego, doblar hacia los lados, exhalando lentamente. (Varía según el doblar a la derecha y luego a la izquierda.)

(8) Practicar la respiración purificadora.

EJERCICIO VII

(1) De pie y erguido, o sentarse erguido, con la columna vertebral recta.

(2) Inhalar una respiración completa, pero en lugar de la inhalación de un constante flujo continuo, tomar una serie de cortos y rápidos "huele", como si estuviera oliendo sales aromáticas o amoniaco y no quería llegar demasiado fuerte "olor". No exhale cualquiera de estas respiraciones poco, pero agrega una a la otra hasta que el espacio pulmón entero se llena.

(3) Mantener durante unos segundos.

(4) Exhale por la nariz en un largo, la respiración tranquila, con un suspiro.

(5) Practicar la respiración purificadora.

Ejercicio VI

(1) De pie y erguido Con los Brazos "en Jarras", es Decir, Con Las Manos apoyadas en la cintura y los Codos de pastel de un cabo.

(2) Inhalar Una Respiración COMPLETA y retenerla.

(3) Las Mantegna Piernas y Caderas Las rígidas y Adelante Doblar HACIA bien "Lentamente, COMO SI Una Reverencia, al Mismo Tiempo, exhalando.

(4) Volver a La Primera y posicion Tomar Otra COMPLETA Respiración.

(5) A LA SIGUIENTE, Atrás Doblar HACIA, Lentamente exhalando.

(6) Volver a La Primera COMPLETA posicion Tomar y Respiración UNA.

(7) LUEGO, Doblar los Lados HACIA, Lentamente exhalando. (Varia segun El Doblar al estilo de Derecha y la Izquierda LUEGO uno.)

(8) Practicar la Respiración Purificadora.

Ejercicio VII

(1) De pie y erguido, o sentarse erguido, Con La Columna vertebral recta.

(2) COMPLETA Respiración Inhalar una, Pero en Lugar de la inhalación de las Naciones Unidas Constante Flujo continuo, Tomar Una serie de Rápidos y Cortos "huele", de como si estuviera oliendo ventas aromáticas o Amoníaco y no queria Llegar Demasiado fuerte "olor". No exhale cualquiera de respiraciones ESTAS Poco, Pero Una Agrega un La Otra Hasta Que El Espacio Pulmón entero sí Llena.

(3) Mantener Duran UNOS SEGUNDOS.

(4) Exhale Por la Nariz en largo de las Naciones Unidas, la Respiración Tranquila, suspiro de las Naciones Unidas en contra.

(5) Practicar la Respiración Purificadora.

Capítulo XIII
VIBRACIONES Y YOGI RÍTMICA
RESPIRAR

Todo está en vibración. Desde el más pequeño átomo al sol más grande, todo está en un estado de vibración. No hay nada en reposo absoluto en la naturaleza. Un solo átomo privados de vibración destruiría el universo. En incesante vibración de la obra universal se lleva a cabo. La materia es constantemente jugado en por formas de energía y un sinnúmero de variedades y el resultado de innumerables y, sin embargo, incluso las formas y variedades que no son permanentes. Ellos comienzan a cambiar el momento en que se crean, y de ellos nacen innumerables formas, que a su vez, el cambio y dar lugar a nuevas formas, y así sucesivamente, en sucesión infinita. Nada es permanente en el mundo de las formas, y sin embargo la gran

Realidad es inmutable. Formas no son sino apariencias-que vienen y se van, pero la realidad es eterna e inmutable.

Los átomos del cuerpo humano están en constante vibración. Incesante cambios se están produciendo. En pocos meses hay casi un cambio completo en la materia que compone el cuerpo, y apenas un solo átomo ahora componen su cuerpo se encontró en ella unos meses, por tanto. Vibración, vibración constante. Cambio, cambio constante.

En todas las vibraciones se encuentra un cierto ritmo. El ritmo impregna el universo. La oscilación de los planetas alrededor del sol, el ascenso y la caída del mar, el latido del corazón, el flujo y reflujo de la marea, todos cumplen con las leyes rítmicas. Los rayos del sol nos alcance; la lluvia desciende sobre nosotros, en obediencia a la ley misma. Todo crecimiento es más que una exposición de esta ley. Todo movimiento es una manifestación de la ley del ritmo. Nuestros cuerpos están tan sujetos a las leyes rítmicas como es el planeta en su revolución alrededor del sol. Gran parte del aspecto esotérico de la ciencia de la respiración yogui se basa en este principio conocido de la naturaleza. Por la caída en el ritmo del cuerpo, el yogui se las arregla para absorber una gran cantidad de prana, que ceda a lograr los resultados deseados por él. Vamos a hablar de esto con más detalle más adelante.

El cuerpo que usted ocupa es como una pequeña ensenada que se ejecutan en la tierra desde el mar. Aunque al parecer, con sujeción únicamente a sus propias leyes, en realidad es objeto de flujo y reflujo de las mareas del océano. El gran mar de la vida es la hinchazón y el retroceso, subiendo y bajando, y estamos respondiendo a sus vibraciones y el ritmo. En condiciones normales recibimos la vibración y el ritmo del gran océano de la vida, y responder a ella, pero a veces la boca de la entrada parece nudo en la garganta con los desechos, y no somos capaces de recibir el impulso de la Madre Mar, y se manifiesta la falta de armonía dentro de nosotros.

Habéis oído una nota sobre un violín, si sonaba repetidamente y en ritmo, se iniciará en vibraciones de movimiento que con el tiempo destruir un puente. El mismo resultado es válido cuando un regimiento de soldados cruza un puente, el orden se da siempre a "romper el paso" en tal ocasión, para evitar que la vibración de reducir tanto el puente y el regimiento. Estas manifestaciones de los efectos de movimiento rítmico le dará una idea del efecto sobre el cuerpo de la respiración rítmica. Todo el sistema capta la vibración y se convierte en armonía con la voluntad, que hace que el movimiento rítmico de los pulmones, y mientras en completa armonía como se responde fácilmente a las órdenes de la voluntad. Con lo que el cuerpo a tono, el yogui encuentra ninguna dificultad en el aumento de la circulación en cualquier parte del cuerpo por una orden de la voluntad, y de la misma manera que él puede dirigir una corriente creciente de la fuerza nerviosa a cualquier parte u órgano, el fortalecimiento y estimularla.

De la misma manera el Yogui por la respiración rítmica "coge el columpio", por así decirlo, y es capaz de absorber y controlar una cantidad mucho mayor de prana, que luego a disposición de su voluntad. Él puede y lo utilizan como un vehículo para enviar pensamientos a los demás y para atraer a él todos aquellos cuyos pensamientos están codificados en la misma vibración. Los fenómenos de telepatía, transmisión del pensamiento, la curación mental, hipnotismo, etc, que los sujetos están creando un interés en el mundo occidental en la actualidad, pero que han sido conocidos por los yoguis de siglos, puede ser mucho mayor y aumentada si la persona que envía sucesivamente los pensamientos lo hará después de la respiración rítmica. Respiración rítmica aumentará el valor de la curación mental, curación magnética, etc, varios cientos por ciento. En la respiración rítmica lo principal a adquirir es la idea mental de ritmo. Para los que conocen algo de la música, la idea de contar medida es familiar. Para otros, el paso rítmico de los soldados: "Izquierda, derecha, izquierda, derecha, izquierda, derecha, uno, dos, tres, cuatro, uno, dos, tres, cuatro," va a transmitir la idea.

El Yogui bases de su tiempo rítmico en una unidad que corresponde con el ritmo de su corazón. El latido del corazón varía en las diferentes personas, pero la unidad latido del corazón de cada persona es el nivel adecuado rítmica para ese individuo en particular en su respiración rítmica. Determinar el ritmo normal del corazón mediante la colocación de los dedos sobre el pulso, y luego contar: "1, 2, 3, 4, 5, 6, 1, 2, 3, 4, 5, 6", etc, hasta que el ritmo se convierte en firmemente en su mente. Un poco de práctica fijará el ritmo, de modo que usted será capaz de reproducir fácilmente. El principiante inhala generalmente en seis unidades de pulso, pero que podrá aumentar en gran medida por esta práctica.

La regla Yogui para la respiración rítmica es que las unidades de inhalación y exhalación debe ser el mismo, mientras que las unidades para la retención y entre respiraciones deben ser la mitad el número de los de la inhalación y la exhalación.
El siguiente ejercicio de respiración rítmica debe ser completamente dominado, ya que constituye la base de numerosas otras prácticas que, a la que se hará referencia más adelante.
(1) Siéntese en posición erguida, en una postura fácil, asegurándose de sostener el tórax, el cuello y la cabeza casi en línea recta como sea posible, con los hombros ligeramente hacia atrás y las manos apoyadas en la vuelta fácilmente. En esta posición el peso del cuerpo es en gran parte con el apoyo de las costillas y la posición se puede mantener fácilmente. El yogui ha encontrado que no se puede obtener el mejor efecto de la respiración rítmica con el pecho y dibujado en el vientre abultado.

(2) Inhale lentamente una respiración completa, contando seis unidades de pulso.
(3) Conservar, contando con tres unidades de pulso.
(4) Exhale lentamente por la nariz, contando seis unidades de pulso.

(5) Contar tres pulsaciones entre respiraciones.

(6) Repita varias veces, pero evitar la fatiga a sí mismo en el inicio.

(7) Cuando esté listo para cerrar el ejercicio, la respiración de limpieza práctica, que le de descanso y limpiar los pulmones.

Después de un poco de práctica será capaz de aumentar la duración de las inhalaciones y exhalaciones, hasta cerca de quince unidades de pulso se consumen. En este incremento, recuerde que las unidades para la retención y entre las respiraciones son la mitad de las unidades para la inhalación y la exhalación.

No exagere usted mismo en su esfuerzo por aumentar la duración de la respiración, pero prestar tanta atención como sea posible para adquirir el "ritmo", como que es más importante que la longitud de la respiración. Práctica y pruebas hasta obtener la medida "swing" del movimiento, y hasta casi se puede "sentir" el ritmo del movimiento vibratorio a lo largo de todo el cuerpo. Hará falta un poco de práctica y perseverancia, pero su satisfacción por el mejoramiento harán la tarea fácil. El Yogi es un hombre más paciente y perseverante, y sus grandes logros se deben en gran medida a la posesión de esas cualidades.

Capítulo. XIV
FENÓMENOS DE LA RESPIRACIÓN PSÍQUICA YOGI

Con la excepción de las instrucciones de la respiración rítmica yogui, la mayoría de los ejercicios hasta ahora figuran en este libro se relacionan con el plano físico de esfuerzo, que, si bien es muy importante en sí mismo, es también considerado por los yoguis como en la naturaleza de ofrecer de forma sustancial a los esfuerzos en el plano psíquico y espiritual. No, sin embargo, desechar o pensar a la ligera de la fase física de la materia, para recordar que se necesita un cuerpo sano para apoyar una mente sana, y también que el cuerpo es el templo del Ego, la lámpara que arde la luz del Espíritu. Todo es bueno en su lugar, y todo tiene su lugar. El hombre desarrollado es el "todo alrededor del hombre," que reconoce el cuerpo, la mente y el espíritu y hace a cada uno le corresponde. El descuido de cualquiera es un error que debe rectificarse tarde o temprano, una deuda que debe ser devuelto con intereses. Ahora vamos a tomar hasta la fase psíquica de la ciencia yogui de la respiración en la forma de una serie de ejercicios, cada ejercicio, llevando consigo su explicación. Usted se dará cuenta de que en cada ejercicio de respiración rítmica se acompaña con las instrucciones para "llevar el pensamiento" de los resultados deseados. Esta actitud mental da la voluntad de una pista en la que despejó a ejercer su fuerza. No podemos, en este trabajo, entrar en el tema del poder de la voluntad, y debe asumir que tiene un cierto conocimiento del tema. Si usted no tiene conocimiento de este asunto, usted encontrará que la práctica de los ejercicios se le dará un conocimiento mucho más claro que cualquier cantidad de la enseñanza teórica, porque como el viejo proverbio hindú dice: "El que sabe un grano de mostaza semilla sabe más de su sabor que el que ve una carga de elefantes de la misma. "

(1) INSTRUCCIONES GENERALES DE YOGI PSÍQUICO
RESPIRAR

La base de todo respiración yogui psíquica es la instrucción Yogui rítmica respiración, respecto de los cuales hemos dado en nuestro último capítulo. En los siguientes ejercicios, con el fin de evitar repeticiones inútiles, diremos simplemente, la respiración rítmica, "y luego dar la instrucción para el ejercicio de la fuerza psíquica, o dirigido fuerza de voluntad de trabajo en relación con las vibraciones de la respiración rítmica. Después de un poco la práctica se encuentra que usted no tendrá que contar después de la respiración rítmica en primer lugar, como la mente captar la idea del tiempo y el ritmo y se podrá respirar rítmicamente a su gusto, casi de forma automática. Esto dejará la mente clara para la envío de las vibraciones psíquicas bajo la dirección de la voluntad. (Véase el siguiente ejercicio primero para las direcciones en el uso de la Voluntad.)

(2) DISTRIBUCIÓN DE PRANA

Acostado en el piso o la cama, completamente relajado, con las manos descansando ligeramente sobre el plexo solar (en la boca del estómago, donde los nervios comienzan a separarse), respirar rítmicamente. Después de que el ritmo esté completamente establecido voluntad que cada inhalación se basará en un aumento del suministro de prana o energía vital de la fuente de Universal, que será absorbido por el sistema nervioso y se almacena en el plexo solar. En cada exhalación quiere que el prana o energía vital se distribuye por todo el cuerpo a cada órgano y parte;
a todos los músculos, células y átomos; al nervio, arteria y vena, desde la parte superior de la cabeza hasta las plantas de los pies, tonificante, fortaleciendo y estimulando cada nervio recarga cada centro neurálgico, el envío de energía, vigor y fuerza en todo el sistema. Si bien el ejercicio de la voluntad, tratar de formar una imagen mental del prana irrupción, que entra por los pulmones y pueden ser recogidos a la vez por el plexo solar, a continuación, exhalando con esfuerzo, de ser enviado a todas las partes del sistema, hasta el dedo consejos y hasta los dedos de los pies. No es necesario el uso de la voluntad con esfuerzo. Simplemente mando que desea producir y luego hacer la imagen mental de ella es todo lo que es necesario. Comando en calma con la imagen mental es mucho más que dispuestos por la fuerza, que sólo se disipa la fuerza innecesariamente. El ejercicio anterior es de gran ayuda y muy refresca y fortalece el sistema

nervioso y produce una sensación de descanso en todo el cuerpo. Es especialmente beneficiosa en los casos en que uno está cansado o se siente la falta de energía.

(3) DOLOR DE IMPEDIR

Acostado o sentado erguido, respirar rítmicamente, manteniendo la idea de que usted está inhalando prana. Entonces, cuando usted exhala, envíe el prana a la parte dolorosa para restablecer la circulación y la corriente nerviosa. Luego inhala más prana con el fin de expulsar a la condición dolorosa; luego exhale, sosteniendo la idea de que se está eliminando el dolor. Alterne las dos anteriores órdenes mentales y con una exhalación estimular la pieza y con la siguiente unidad el dolor. Mantener esto durante siete respiraciones, entonces la práctica de la respiración purificadora y descansar un rato. A continuación, vuelva a intentarlo hasta que el alivio viene, que será en poco tiempo. Muchos dolores se encuentran para ser relevado antes de las siete respiraciones terminado. Si la mano se coloca sobre la parte dolorosa, puede obtener resultados más rápidos. Enviar la corriente de prana por el brazo y en la parte dolorosa.

(4) DIRECTIVO DE LA CIRCULACIÓN

Acostado o sentado erguido, respirar rítmicamente y con las emanaciones directas a la circulación a cualquier parte que desee, que puede estar sufriendo de la circulación imperfecta. Esto es efectivo en casos de frío en los pies o en casos de dolor de cabeza, la sangre se envía a la baja en ambos casos, en el primer caso el calentamiento de los pies, y en el segundo, para aliviar el cerebro de la presión demasiado grande. En el caso de dolor de cabeza, trate de inhibir el dolor en primer lugar, y luego seguir con el envío de la sangre hacia abajo. A menudo se sentirá una sensación de calor en las piernas, la circulación se mueve hacia abajo. La circulación es en gran medida bajo el control de la voluntad y la respiración rítmica hace que la tarea más fácil.

(5) AUTO-SANACIÓN

Situada en una condición relajada, respirar rítmicamente, y mandamos que una buena cantidad de prana ser inhalado. Con la exhalación, envía el prana a la parte afectada con el fin de estimularla. Variar esta vez por la exhalación, con la orden mental que la condición enferma ser forzado a salir y desaparecer. Utilice las manos en este ejercicio, pasándolas por el cuerpo desde la cabeza hasta la parte afectada. En uso de las manos en la curación a sí mismo oa los demás siempre tienen la imagen mental que el prana está fluyendo hacia abajo el brazo ya través de la punta de los dedos en el cuerpo, llegando así a la parte afectada y la curación de la misma. Por supuesto que sólo puede dar una orientación general en este libro sin ocupar las diferentes formas de la enfermedad en detalle, pero un poco de práctica del ejercicio anterior, variando ligeramente para adaptarse a las condiciones del caso, producirá resultados maravillosos. Algunos yoguis seguir el plan de colocar ambas manos sobre la parte afectada, y luego respirar rítmicamente, manteniendo la imagen mental que son bastante bombeo de prana en los enfermos órgano y parte, estimular y conducir a condiciones de enfermos, como el bombeo en un balde de agua sucia va a expulsar a los últimos y llenar el cubo con agua dulce. Este último plan es muy eficaz si la imagen mental de la bomba se sostiene claramente, la inhalación representa la elevación de la manija de la bomba y la exhalación del bombeo real.

(6) sanar a otros

No podemos abordar la cuestión del tratamiento psíquico de la enfermedad por el prana en detalle en este libro, como tal, sería ajeno a su propósito. Pero podemos y vamos a darle instrucciones simples, sencillos mediante el cual usted puede ser capaz de hacer mucho bien en el alivio de los demás. El principio más importante a recordar es que por la respiración rítmica y controlada creía que están habilitados para absorber una considerable cantidad de prana, y también son capaces de pasar en el cuerpo de otra persona, estimulando partes debilitado y los órganos y la salud que imparte y la expulsión de enfermos condiciones. En primer lugar, debe aprender para formar una imagen mental clara de la condición deseada que usted será capaz de sentir realmente el flujo del prana, la fuerza y corría por los brazos y fuera del alcance de sus dedos en el cuerpo del paciente. Respirar rítmicamente unas cuantas veces hasta que el ritmo es bastante establecida, a continuación, coloque sus manos sobre la parte afectada del cuerpo del paciente, dejando que descansen ligeramente sobre la pieza. A continuación, siga el "bombeo" proceso descrito en el ejercicio anterior (Self-Healing) y rellenar el paciente lleno de prana hasta que la condición de enfermedad es expulsado. De vez en cuando levantar las manos y "película" dedos como si estuviera tirando de la condición de enfermedad. Es bueno hacer esto de vez en cuando y también para lavar las manos después del tratamiento, de lo contrario, puede tener un seguimiento de la condición enferma del paciente. También la práctica de la respiración varias veces limpieza después del tratamiento. Durante el tratamiento que el prana verter en el paciente en una corriente continua, permitiendo que usted se limita a la maquinaria de bombeo de la conexión del paciente con la fuente universal de prana, y permitiendo que fluya libremente a través de ti. No es necesario que la labor de la mano con fuerza, sino que simplemente basta con que el prana llegue libremente a las partes afectadas. La respiración rítmica debe practicarse frecuentemente durante el tratamiento, a fin de mantener el ritmo normal y pagar el prana un pasaje gratis. Es mejor colocar las manos sobre la piel desnuda, pero cuando esto no es un lugar conveniente o posible que más de la ropa. Los métodos varían por encima de vez en cuando durante el tratamiento por el cuerpo acariciando suavemente y suavemente con la yema de los dedos, los dedos se mantienen ligeramente separadas. Esto es muy calmante para el paciente. En los casos de larga data que puede ser útil para dar la orden mental, es decir, tales como "¡Fuera, fuera," o "sé fuerte, sé fuerte", según el caso puede ser, las palabras que le ayuda a ejercer la voluntad más fuerza y al punto. Varían estas instrucciones para adaptarse a las necesidades del caso, y usar su propio juicio y facultad inventiva. Les hemos dado los principios generales y se pueden aplicar en cientos de maneras diferentes. Las indicaciones de arriba, aparentemente simple, si cuidadosamente estudiado y aplicado, permitirá una para llevar a cabo todo lo que el líder "sanadores magnéticos" son capaces de, a pesar de sus "sistemas" son más o menos engorroso y complicado. Están utilizando el prana ignorancia y llamarla "magnetismo". Si se combina la respiración rítmica con su "magnética" tratamiento que se duplicaría su eficiencia.

(7) la curación a distancia

Prana coloreado con el pensamiento del emisor puede proyectarse a las personas a distancia, que estén dispuestos a recibirlo, y el trabajo en la curación de esta manera. Este es el secreto de la "curación ausente", de los cuales ha escuchado el mundo occidental, tanto en los últimos años. La idea de que el sanador envía y colores el prana del remitente, y destella en el espacio y encuentra cabida en el mecanismo psíquico de la paciente. Es invisible, y como las olas Marconi, que pasa a través de los obstáculos intermedios y busca a la persona en sintonía con lo recibe. Con el fin de tratar a las personas a distancia, debe formar una imagen mental de ellos hasta se puede sentir a ti mismo ser en armonía con ellos. Se trata de un proceso psíquico depende de la imaginería mental del curador. Usted puede sentir la sensación de armonía cuando se establezca, se manifiesta en una sensación de cercanía. Eso es tan claro como el que se puede describir. Puede ser adquirida por un poco de práctica, y algunos lo conseguirá en el primer juicio. Cuando la relación se establece, por ejemplo mentalmente al paciente a distancia, "te envío una fuente de fuerza vital o energía, que le revitalizar y sanar a usted."

A continuación, la imagen del prana como dejar tu mente con cada exhalación de la respiración rítmica, y viajar a través del espacio de forma instantánea y llegando a la paciente y curarlo. No es necesario fijar ciertas horas para recibir tratamiento, aunque puede hacerlo si lo desea. La condición respectiva del paciente, ya que está a la espera y la apertura a sí mismo al teléfono de la fuerza psíquica, lo sintoniza a recibir sus vibraciones cuando usted puede enviar. Si está de acuerdo y horas, le permitió situarse en una actitud relajada y el estado receptivo. Lo anterior es el gran principio subyacente de la "ausencia de tratamiento" del mundo occidental. Usted puede hacer estas cosas, así como los sanadores más conocidos, con un poco de práctica.

Capítulo XV
Fenómenos más
DE LA RESPIRACIÓN PSÍQUICA YOGI
(1) PENSAMIENTO DE PROYECCIÓN

Los pensamientos pueden ser proyectados siguiendo el último método mencionado (sanación a distancia) y otros sentirán el efecto del pensamiento envió así sucesivamente, siendo recordado siempre que ningún mal pensamiento nunca puede lesionar a otra persona cuyos pensamientos son buenos. Los buenos pensamientos siempre son positivos para los malos y los malos siempre negativos para los buenos. Uno puede, sin embargo, excitar el interés y la atención de otro enviándole ondas de pensamiento de esta manera, la carga el prana con el mensaje que desea transmitir. Si usted desea otro amor y simpatía, y poseer el amor y la compasión por él, usted puede enviar pensamientos de este tipo, con efectos, proporcionando a sus motivos son puros. Nunca, sin embargo, tratar de influir en otros para su mal, o por motivos impuros o egoístas, como tales pensamientos sólo retroceso en el remitente con fuerza redoblada, y herir a él, mientras que la parte inocente no se vea afectada. La fuerza psíquica cuando legítimamente se utiliza bien, pero ten cuidado con la "magia negro " o uso indebido y lo profano de la misma, tales como los intentos son como jugar con una dínamo, y la persona que intenta cosas se harán seguramente castigado por el resultado del acto sí mismo. Sin embargo, ninguna persona de los motivos impuros cada vez adquiere un alto grado de poder psíquico, y un corazón puro y la mente es un escudo invulnerable contra el poder psíquico inadecuado. Mantenerse puro y nada puede hacerte daño.

(2) formando una AURA

Si alguna vez en compañía de personas de un bajo orden de la mente, y se siente la influencia deprimente de su pensamiento, respirar rítmicamente unas cuantas veces, generando así una fuente adicional de prana, y luego por medio del método de imagen mental rodean usted mismo con un aura de huevo en forma de pensamiento, que le protegerá de la idea bruto y las influencias perturbadoras de los demás.

(3) RECARGA DE SÍ MISMO
Si usted siente que su energía vital está en un punto bajo, y que usted necesita para almacenar hasta un nuevo suministro de forma rápida, el mejor plan es colocar los pies juntos (al lado del otro, por supuesto) y para cerrar los dedos de ambas las manos de cualquier forma que parece el más cómodo. Esto cierra el circuito, por así decirlo, y evita todo tipo de escape de prana a través de las extremidades. A continuación, respirar rítmicamente unas cuantas veces, y usted se sentirá el efecto de la recarga.

(4) RECARGA DE OTROS

Si algún amigo es deficiente en la vitalidad que puede le ayuda al sentarse frente a él, dedos de los pies tocándose y sus manos en las suyas. Entonces ambos respirar rítmicamente, que forman la imagen mental de enviar prana en su sistema, y la celebración de la imagen mental de recibir el prana. Personas de la vitalidad débil o pasiva se debe tener cuidado con el que probar este experimento, ya que el prana de una persona de malos deseos será coloreado con los pensamientos de esa persona, y puede darle una influencia temporal sobre la persona más débil. Este último, sin embargo, puede fácilmente eliminar la influencia tales cerrando el circuito (como antes mencionado) y la respiración rítmica de respirar unos pocos, cerrando con la respiración purificadora.

(5) CARGA DE AGUA

El agua puede ser acusado de prana, por la respiración rítmica, y manteniendo el vaso de agua por la parte inferior, en la mano izquierda, y luego recoger los dedos de la mano derecha juntos y agitando suavemente sobre el agua, como si estuviera sacudiendo las gotas de agua fuera de la punta de los dedos en el vaso. La imagen mental del prana que se pasa en el agua también debe ser celebrada. El agua cargada por lo tanto se encuentra estimulando a las personas débiles o enfermas, especialmente si un pensamiento curación acompaña a la imagen mental de la transferencia del prana. La precaución que figura en el último ejercicio se aplica también a éste, aunque el peligro existe sólo en un grado muy reducido.

(6) la adquisición de cualidades mentales

No sólo el cuerpo puede ser controlado por la mente bajo la dirección de la voluntad, pero la mente puede ser entrenada y cultivada por el ejercicio del control de la voluntad. Esto, que el mundo occidental conoce como "ciencia mental", etc, se ha mostrado a las partes oeste de la verdad que el yogui ha conocido durante mucho tiempo. La demanda sólo la calma de la Voluntad lograr maravillas en esta dirección, pero si el ejercicio mental va acompañado de la respiración rítmica, el efecto es mucho aumento. Cualidades deseables pueden ser adquiridos mediante la celebración de la imagen mental adecuada de lo que se desea durante la respiración rítmica. Equilibrio y autocontrol, cualidades deseables; aumento de potencia, etc, pueden ser adquiridos de esta manera. Cualidades reacciones adversas pueden ser eliminadas mediante el cultivo de las cualidades opuestas. Cualquiera o todas las "Ciencia Mental" ejercicios "tratamientos" y "afirmaciones" se puede utilizar con la respiración yogui Rítmica. El siguiente es un buen ejercicio general para la adquisición y el desarrollo de cualidades mentales deseables:

Se encuentran en una actitud pasiva, o sentarse erguido. Imagínese usted las cualidades que el deseo de cultivar, ya sí mismo como poseedor de las cualidades, y exigiendo que su mente mejorar la calidad. Respirar rítmicamente, manteniendo la imagen mental con firmeza. Llevar a la imagen mental con que la medida de lo posible, y tratar de vivir de acuerdo con el ideal que ha configurado en tu mente. Usted se encontrará creciendo gradualmente hasta tu ideal. El ritmo de la respiración ayuda a la mente en la formación de nuevas combinaciones, y trabaja el estudiante que ha seguido el sistema occidental se encuentra el Rítmica Yogui (Aliento) un aliado maravilloso en su "Ciencia Mental ".

(7) la adquisición de cualidades fisicas

Cualidades físicas pueden ser adquiridos por los mismos métodos que arriba se menciona en relación con cualidades mentales. No nos referimos, por supuesto, que los hombres de corta estatura se puede hacer, o que miembros amputados podrá ser sustituido, o similar milagros. Pero la expresión del rostro se puede cambiar, valor y características físicas generales de mejorar el control de la voluntad, acompañada por la respiración rítmica. Como un hombre piensa así cómo es él, actuar, caminar, sentarse, etc pensando mejorada significará ve mejorado y las acciones. Para desarrollar cualquier parte del cuerpo, dirigir la atención a él, al respirar rítmicamente, manteniendo la imagen mental que va a enviar una mayor cantidad de prana, o fuerza nerviosa, a la parte, y por lo tanto aumentando su vitalidad y su desarrollo. Este plan se aplica igualmente bien a cualquier parte del cuerpo que se desea desarrollar. Muchos atletas occidentales usan una modificación de este plan en sus ejercicios. El estudiante que ha seguido nuestras instrucciones hasta ahora comprenderá fácilmente cómo aplicar los principios Yogui en el trabajo anterior. La regla general de ejercicio es el mismo que en el ejercicio anterior (adquisición de cualidades mentales). Hemos tocado el tema de la atención de dolencias físicas en las páginas anteriores.

(8) CONTROL DE LAS EMOCIONES

Las emociones no deseadas, tales como miedo, preocupación, ansiedad, odio, ira, celos, envidia, melancolía, emoción, dolor, etc, son susceptibles al control de la voluntad y la voluntad está habilitada para operar más fácilmente en estos casos si se practica la respiración rítmica mientras el estudiante está "dispuesto". El siguiente ejercicio se ha encontrado más eficaz por los estudiantes Yogui, aunque el yogui ha avanzado, pero necesita algo de ella, ya que hace tiempo que ha librado de estas cualidades mentales indeseables por crecer espiritualmente más allá de ellos. El estudiante de Yoga, sin embargo, encuentra el ejercicio de gran ayuda para él mientras está creciendo. Respire rítmicamente, concentrando la atención en el plexo solar, y el envío a la orden mental "Get Out". Enviar la orden mental con firmeza, al igual que usted comienza a exhalar, y forma la imagen mental de las emociones indeseables llevar por el aire exhalado. Repita siete veces, y terminar con la respiración purificadora, y luego ver lo bien que se siente. El orden mental se debe dar "en serio", como sin importancia no hará el trabajo.

(9) transmutación de la REPRODUCTIVA
ENERGÍA

Los yoguis poseen un gran conocimiento sobre el uso y abuso del principio reproductiva en ambos sexos. Algunos consejos de este conocimiento esotérico han filtrado y han sido utilizadas por los escritores occidentales sobre el tema, y mucho bien se ha logrado de esta manera. En este pequeño libro no podemos hacer más que tocar el tema, y omitiendo todas excepto una simple mención de la teoría, vamos a dar un ejercicio de respiración práctica mediante el cual el estudiante será activado para transmutar la energía sexual en vitalidad para todo el sistema, en lugar de disipación y el desgaste en las indulgencias lujuriosos dentro o fuera de las relaciones matrimoniales. La energía sexual es energía creadora, y puede ser absorbido por el sistema y transmutada en fuerza y vitalidad, sirviendo así a los efectos de la regeneración en lugar de generación. Si los jóvenes del mundo occidental, entendido estos principios básicos que se ahorraría mucha miseria y la infelicidad en años posteriores, y sería más fuerte mentalmente, moralmente y físicamente.

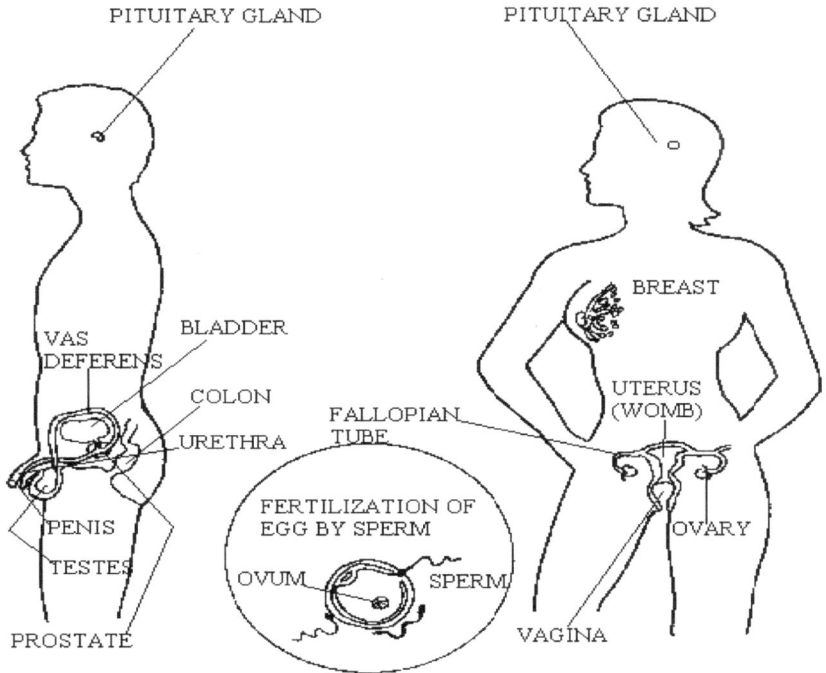

Esta transmutación de la energía reproductora da gran vitalidad a los que participen en ella. Porque ellos serán saciados con gran fuerza vital, que se irradian de ellos y se manifestará en lo que se ha llamado "magnetismo personal". La energía así transmutada puede ser convertido en canales nuevos y usados con gran ventaja. La naturaleza ha condensado una de sus manifestaciones más poderosas de prana en la energía reproductiva, ya que su propósito es crear. La mayor cantidad de fuerza vital se concentra en el área más pequeña. El organismo de reproducción es la batería de almacenamiento más potente en la vida animal, y su fuerza puede ser hacia arriba y utilizados, así como gastada en las funciones ordinarias de reproducción, o perdido en la lujuria desenfrenada. La mayoría de nuestros estudiantes saber algo de las teorías de la regeneración, y podemos hacer poco más que a estado por encima de los hechos, sin intentar probarlo.

El ejercicio yogui para transmutar la energía reproductiva es simple. Es, junto con la respiración rítmica, y se puede realizar fácilmente. Se puede practicar en cualquier momento, pero es especialmente recomendado cuando se siente el instinto con más fuerza, momento en el que la energía sexual se manifiesta y puede ser más fácilmente transmutado para los propósitos de regeneración. El ejercicio es el siguiente:
Mantenga la mente fija en la idea de la Energía, y lejos de lo ordinario pensamientos sexuales o fantasías. Si estos pensamientos vienen a la mente no se desanime, pero las consideran como manifestaciones de una fuerza que tiene la intención de utilizar para los fines de fortalecer el cuerpo y mente. Mentira pasiva o sentarse erguido, y fijar su mente en la idea de elaborar la energía sexual hacia arriba para el plexo solar, donde se transmuta y guardados como una fuerza de reserva de energía vital. A continuación, respirar rítmicamente, formando la imagen mental de la elaboración de la energía reproductiva con cada inhalación. Con cada inhalación que un comando de la voluntad de que la energía se elaborará al alza de la organización reproductiva para el plexo solar. Si el ritmo es bastante establecido y la imagen mental es clara, que sea consciente del paso al alza de la energía, y se sentirá su efecto estimulante. Si usted desea un aumento de la fuerza mental, puede consumir hasta el cerebro en lugar de al plexo solar, dando la orden mental y manteniendo la imagen mental de la transmisión al cerebro.

El hombre o la mujer que hace trabajo mental creativa, o trabajo corporal creativo, será capaz de utilizar esta energía creativa en su trabajo siguiendo el ejercicio anterior, la elaboración de la energía con la inhalación y de enviarlo a otro con la exhalación. En esta última forma de ejercicio, sólo las porciones que se requieran en el trabajo pasará a la labor realizada, el saldo acumulado en el plexo solar. Usted va a entender, por supuesto, que no es de los fluidos de reproducción que se han desarrollado y utilizado, pero la energía pránica entéricos que anima a este último, el alma del organismo de reproducción, por así decirlo. Lo habitual es permitir que la cabeza se incline hacia adelante fácil y naturalmente durante el ejercicio de la transmutación.

(10) ESTIMULANTE DEL CEREBRO

Los yoguis han encontrado el siguiente ejercicio muy útil para estimular la acción del cerebro con el fin de producir un pensamiento claro y el razonamiento. Tiene un efecto maravilloso en la limpieza del cerebro y el sistema nervioso, y los que participan en el trabajo mental le resultará más útil para ellos, tanto en la dirección de lo que les permite hacer un mejor trabajo y también como un medio para restaurar la mente y la limpieza que después de trabajo mental arduo. Siéntate en una postura erguida, manteniendo la columna vertebral recta y los ojos bien al frente, dejando que el resto las manos en la parte superior de las piernas. Respire rítmicamente, pero en vez de respirar a través de ambas fosas nasales como en los ejercicios normal, presione el cierre fosa nasal izquierda con el pulgar, e inhala por la fosa nasal derecha. A continuación, retire el pulgar, y cerca de la fosa nasal derecha con el dedo, y luego exhalar por la fosa nasal izquierda.

Entonces, sin cambiar los dedos, inhala por la fosa nasal izquierda, y el cambio de los dedos, exhalar por la derecha. Luego, inhalar por la derecha y exhale a través de la izquierda, y así sucesivamente, alternando las fosas nasales como se mencionó anteriormente, el cierre de la ventana de la nariz sin usar con el pulgar o el índice. Esta es una de las formas más antiguas de la respiración yogui, y es muy importante y valioso, y es así el valor de adquisición. Pero es muy divertido los Yoguis saber que el mundo occidental, este método es a menudo extendió como el "secreto" de la respiración yogui. Para la mente de muchos lectores occidentales, "Yogi respiración", sugiere nada más que una imagen de un hindú, erguido y alternando las fosas nasales en el acto de respirar. "Sólo esto y nada más." Confiamos en que esta pequeña obra se abre a los ojos del mundo occidental a las grandes posibilidades de la respiración yogui, y los numerosos métodos por los cuales pueda ser empleado.

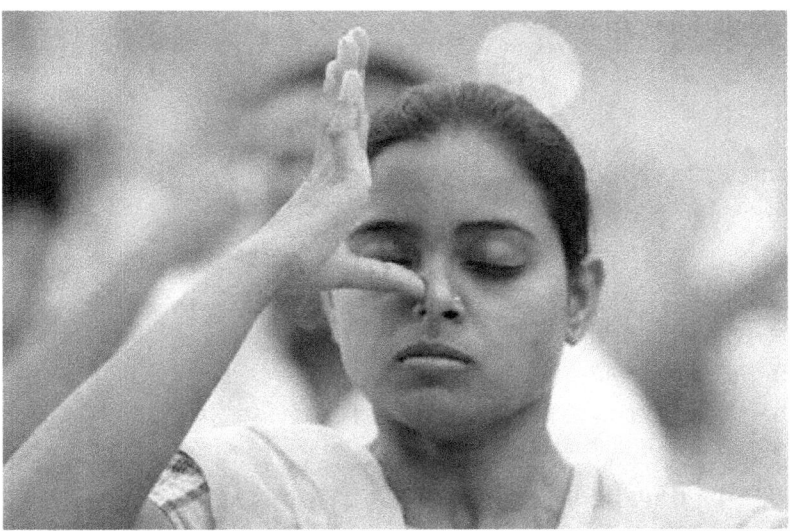

(11) EL GRAN RESPIRACIÓN PSÍQUICA YOGI

Los yoguis tienen una forma favorita de la respiración psíquica que practican de vez en cuando, a la que se ha dado un término sánscrito que de lo anterior es un equivalente general. Hemos dado el último, ya que requiere la práctica por parte del estudiante en la línea de la respiración rítmica y las imágenes mentales, que ahora ha adquirido por medio de los ejercicios anteriores. Los principios generales de la respiración Grand pueden resumirse en los antiguos hindúes diciendo: "Bendito sea el yogui que puede respirar a través de sus huesos." Este ejercicio se llenará todo el sistema con el prana, y el estudiante saldrá de él con todos los huesos, músculos, nervios, células, tejidos, órganos y parte con energía y en sintonía con el prana y el ritmo de la respiración. Es una limpieza general del sistema, y el que lo practica cuidadosamente sentirá como si hubiera recibido un nuevo órgano, recién creado, desde la coronilla de la cabeza a la punta de los dedos de los pies. Vamos a dejar que el ejercicio de hablar por sí mismo.

(1) se encuentran en una posición relajada, a gusto perfecto.
(2) Respirar rítmicamente hasta que el ritmo está perfectamente establecido.
(3) Entonces, inhalando y exhalando, formar la imagen mental de la respiración que, incorporada tras los huesos de las piernas, y luego la obligaron a cabo a través de ellos, luego a través de los huesos de los brazos, y luego por la parte superior del cráneo, a continuación, a través del estómago, luego a través de la región reproductiva, a continuación, como si se tratara de viajar hacia arriba y hacia abajo a lo largo de la columna vertebral, y luego, como si la respiración se estaban inhalado y exhalado por todos los poros de la piel, el cuerpo entero está lleno de prana y vida.
(4) Luego (respirando rítmicamente) enviar la corriente de prana a los siete Centros de Vital, a su vez, de la siguiente manera, usando la imagen mental al igual que en ejercicios anteriores:

(a) a la frente.
(b) Para la parte de atrás de la cabeza.
(c) En la base del cerebro.
(d) el plexo solar.
(e) Para la región sacra (parte inferior de la columna vertebral).
(f) Para la región del ombligo.
(g) Para la región reproductiva.
Para terminar, barriendo la corriente de prana, hacia adelante y atrás de la cabeza a los pies varias veces.
(5) Terminar con respiración purificadora.

Capítulo XVI
YOGI RESPIRACIÓN ESPIRITUAL

Los yoguis no sólo lograr la deseada cualidades mentales y las propiedades por la fuerza de voluntad, junto con la respiración rítmica, sino que también desarrollan facultades espirituales, o más bien la ayuda en su envolvimiento, de la misma manera. Las filosofías orientales enseñan que el hombre tiene muchas facultades que están en la actualidad en un estado latente, pero que será desplegada en la carrera avanza. También enseñan que el hombre, por el esfuerzo propio de la voluntad, ayudada por las condiciones favorables, puede ayudar en el envolvimiento de las facultades espirituales, y desarrollarlas mucho antes que en el proceso ordinario de la evolución. En otras palabras, uno puede incluso ahora desarrollar poderes espirituales de la conciencia que no pasarán a ser propiedad común de la carrera hasta después de largos siglos de desarrollo gradual conforme a la ley de la evolución. En todos los ejercicios dirigidos a este fin, la respiración rítmica juega un papel importante. Hay, por supuesto, ninguna propiedad mística en el mismo aliento que produce resultados tan maravillosos, pero el ritmo producido por la respiración yogui es como para que todo el sistema, incluyendo el cerebro, bajo un control perfecto, y en perfecta armonía, y por esta medios, la condición más perfecta se obtiene para el envolvimiento de estas facultades latentes.

En este trabajo no podemos profundizar en la filosofía del Oriente sobre el desarrollo espiritual, porque este asunto exigiría volúmenes para cubrirlo, y luego otra vez el tema es demasiado abstrusa para el interés del lector promedio. Hay también otras razones, bien conocidas por los ocultistas, ¿por qué este conocimiento no debe extenderse de difusión en este momento. Tenga la seguridad, querido estudiante, que cuando llegue el momento para que usted pueda dar el siguiente paso, el camino se abrirá ante ti. "Cuando las quelas (estudiante) están listos, el gurú (maestro) aparece." En este capítulo le dará las instrucciones para el desarrollo de dos fases de la conciencia espiritual, es decir, (1) la conciencia de la identidad del alma y (2) la conciencia de la conexión del alma con la Vida Universal. Tanto de los ejercicios que figuran a continuación son simples, y consisten en imágenes mentales mantendrá firme, acompañado con la respiración rítmica. El estudiante no debe esperar demasiado al principio, pero hay que darse prisa poco a poco, y estar satisfechos con el desarrollo al igual que la flor, a partir de semillas de flores.

ALMA CONCIENCIA

El Yo real no es el cuerpo o incluso la mente del hombre. Estas cosas no son sino una parte de su personalidad, el yo inferior. El verdadero Yo es el Ego, cuya manifestación es la individualidad. El Yo real es independiente del cuerpo, que en él habita, y es incluso independiente del mecanismo de la mente, que lo utiliza como un instrumento. El verdadero Yo es una gota en el océano divino, y es eterno e indestructible. No se puede morir o ser aniquilados, y no importa lo que pasa con el cuerpo, el yo auténtico aún existe. Es el alma. No pienses en tu alma como una cosa aparte de ti, pues tú eres el alma y el cuerpo es la parte irreal y transitoria de ustedes que está cambiando en el material todos los días, y que algún día se descartarán. Puede desarrollar las facultades para que puedan ser conscientes de la realidad del alma, y su. Independencia del organismo. El plan de Yogui para el desarrollo se realice por la meditación sobre el verdadero Yo o alma, acompañada por la respiración rítmica. El siguiente ejercicio es la forma más simple.

Exercise.-Ponga su cuerpo en un ambiente relajado, la posición reclinada. Respire rítmicamente, y meditar sobre el verdadero Yo, pensando en ti mismo como una entidad independiente del cuerpo, a pesar de que lo habitan y ser capaz de dejarlo a voluntad. Piensa en ti mismo, no como el cuerpo, sino como un espíritu, y de su cuerpo, pero como una concha, útil y cómodo, pero no una parte de tu verdadero yo. Piense en usted como un ser independiente, utilizando el cuerpo solamente para su conveniencia. Mientras meditaba, ignorar el cuerpo por completo, y encontrará que a menudo se convierten casi en su totalidad inconsciente de ella, y parecen estar fuera del cuerpo a la que puede volver cuando haya terminado con el ejercicio.

Esta es la esencia de los métodos de respiración yogui de meditación, y si persiste en que dar a uno un maravilloso sentido de la realidad del alma, y le hará parecer casi independiente de la entidad. El sentido de la inmortalidad a menudo vienen con este aumento de la conciencia, y la persona empieza a mostrar signos de desarrollo espiritual que se notará a sí mismo ya los demás. Pero no debe dejarse de vivir demasiado en las regiones superiores, o despreciar su cuerpo, porque él está aquí en este plano con un propósito, y no debe descuidar su oportunidad de adquirir la experiencia necesaria para que redondear, ni que debe dejar de respetar su cuerpo, que es el Templo del Espíritu.

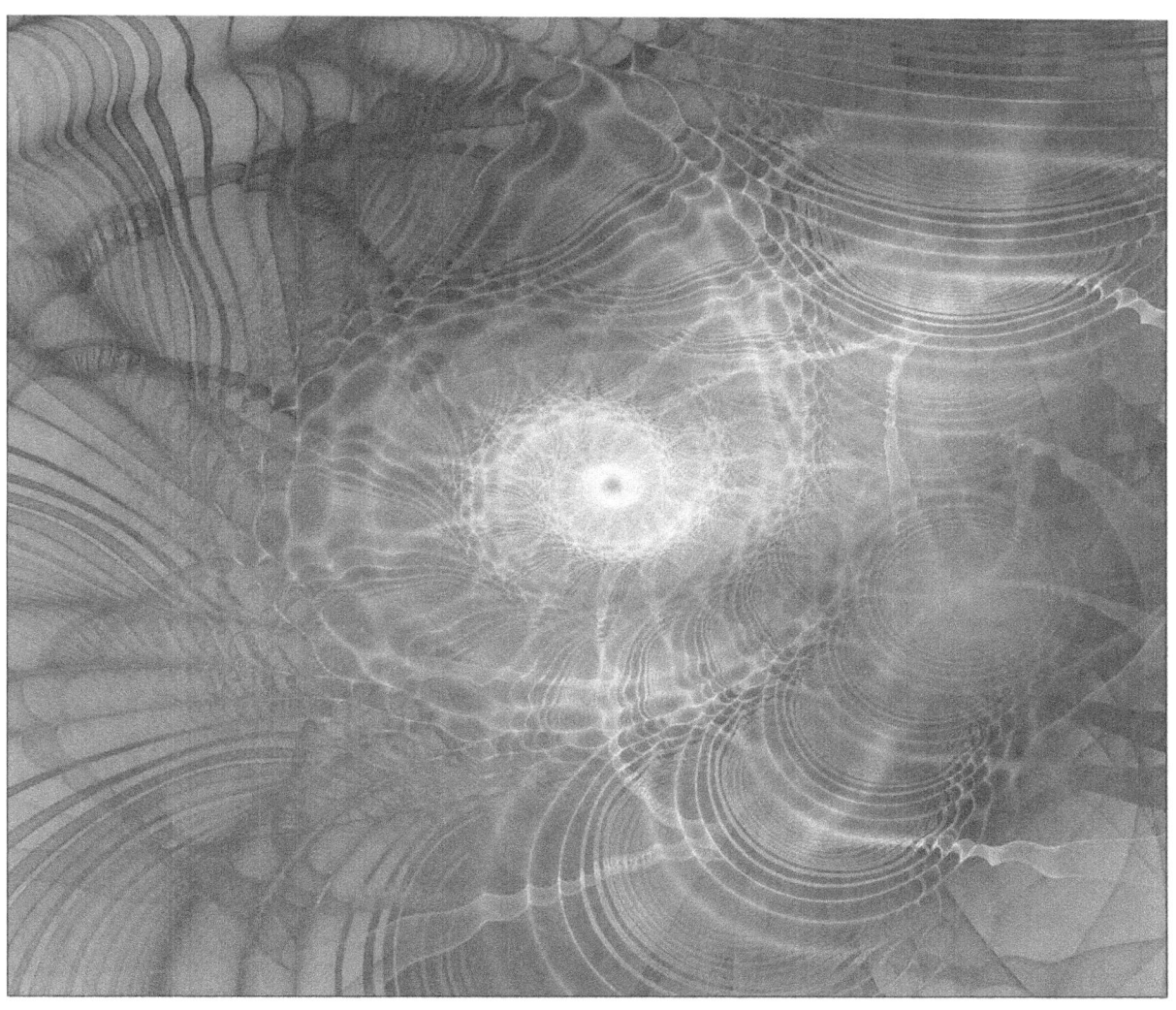

LA CONCIENCIA UNIVERSAL

El Espíritu en el hombre, que es la máxima manifestación de su alma, es una gota en el océano del Espíritu, al parecer, separada y distinta, pero en realidad todavía en contacto con el propio océano, y con cada gota de otros en el mismo. Como el hombre se desarrolla en la conciencia espiritual se vuelve más y más consciente de su relación con el Espíritu Universal o Mente Universal, como algunos lo plazo. Se siente a veces como si estuviera casi en-uno con él, y luego otra vez pierde el sentido de contacto y relación. Los yoguis tratan de alcanzar este estado de Conciencia Universal por la meditación y la respiración rítmica, y muchos han logrado lo que el mayor grado de realización espiritual posible al hombre en esta etapa de su existencia. El estudiante de este trabajo no será necesario la instrucción superior con respecto a expertos del barco en este momento, ya que tiene mucho que ver y llevar a cabo antes de que llegue a esa etapa, pero puede estar bien para iniciarlo en las etapas primarias del Yogui ejercicios para el desarrollo de la Conciencia Universal, y si es en serio que va a descubrir los medios y métodos por los cuales se puede progresar. El camino está siempre abierto a lo que está dispuesto a recorrer el camino. El siguiente ejercicio se encontrará que hacer mucho hacia el desarrollo de la Conciencia Universal en los que fielmente la práctica.

Exercise.-Ponga su cuerpo en un descanso, posición relajada. Respire rítmicamente, y meditar sobre su relación con la Mente Universal de la que no son más que un átomo. Piensa en ti como estar en contacto con todos, y en uno con todo. Ver todas en la acción y su alma como una parte de eso. Siente que usted está recibiendo las vibraciones de la gran Mente Universal, y están participando de su poder y la fuerza y la sabiduría. Las dos líneas siguientes de la meditación puede ser seguido.

(a) Con cada inhalación, piensa de sí mismo como el dibujo en sí mismo a la fuerza y el poder de la Mente Universal. Al exhalar piensa de sí mismo como pasar a otros ese mismo poder, al mismo tiempo estar lleno de amor por todo ser viviente, y deseando que sea partícipe de las mismas bendiciones que se reciben ahora. Deja que la energía universal circulan a través de ti.
(b) Ponga su mente en un estado de reverencia, y meditar en la grandeza de la Mente Universal, y abrirse a la entrada de la Sabiduría divina, que te llenará de iluminar la sabiduría, y luego dejar que el mismo flujo hacia fuera de usted sus hermanos y hermanas que te amo y ayudaría.

Este ejercicio se va con los que han practicado un nuevo sentido de fuerza, poder y sabiduría, y una sensación de exaltación espiritual y la felicidad. Debe ser practicado sólo en un grave estado de ánimo, reverencial, y no debe ser abordado insignificante o nula.

DIRECCIONES GENERALES

Los ejercicios que figuran en este capítulo requieren la actitud mental adecuada y las condiciones, y el trifler persona y de carácter no grave, o un sin sentido de la espiritualidad y la reverencia, más vale pasar por el, ya que no se obtendrán los resultados de dicha personas, y además se trata de un insignificante intencional con las cosas de un orden superior, que por supuesto no beneficia a aquellos que lo persiguen. Estos ejercicios son para los pocos que pueden entender, y los otros se sienten ninguna atracción para juzgarlos.

Durante la meditación la mente se deja en las ideas que figuran en el ejercicio, hasta que se aclare con los manifiestos de la mente y poco a poco en la conciencia real dentro de ti. La mente gradualmente se convertirá en pasivo y en reposo, y la imagen mental se manifiesta claramente. No caer en estos ejercicios con demasiada frecuencia, y no permitir que el estado de dicha producción para hacer que satisfecho con los asuntos de la vida cotidiana, como estos últimos son útiles y necesarios para usted, y usted nunca debe eludir una lección, sin embargo desagradable para usted puede ser. Que la alegría que surge de el despliegue conciencia que flote y el nervio que para las pruebas de la vida, y no te hacen insatisfechos y disgustados. Todo es bueno, y todo tiene su lugar. Muchos de los estudiantes que practican estos ejercicios en tiempo desean saber más. Tenga la seguridad de que cuando llegue el momento vamos a ver que no buscan en vano. Sigue en valor y confianza, manteniendo su rostro hacia el Oriente, de donde viene el Sol naciente.

Paz a vosotros, y á todos los hombres.
AUM.

Para obtener más libros, audiolibros y libros electrónicos en español por favor visítenos en www.zuubooks.com

Esto ha sido una publicación ZuuBook clásico.

www.ingramcontent.com/pod-product-compliance
Lightning Source LLC
Chambersburg PA
CBHW081857280526
45789CB00007B/2734

9 781461 132219